儿童白内障

主编 张 红 王晓红

天津出版传媒集团

天津科技翻译出版有限公司

图书在版编目(CIP)数据

儿童白内障/张红,王晓红主编.—天津科技翻译出版有限公司,2015.3

ISBN 978-7-5433-3272-0

Ⅰ.①儿… Ⅱ.①张… ②王… Ⅲ.①小儿疾病-白内障-诊疗 Ⅳ.①R776.1

中国版本图书馆 CIP 数据核字(2014)第 290605 号

出　　版:天津科技翻译出版有限公司

出 版 人:刘 庆

地　　址:天津市南开区白堤路 244 号

邮政编码:300192

电　　话:(022)87894896

传　　真:(022)87895650

网　　址:www.tsttpc.com

印　　刷:天津金彩美术印刷有限公司

发　　行:全国新华书店

版本记录:787×1092　16 开本　7.75 印张　150 千字
　　　　　2015 年 3 月第 1 版　2015 年 3 月第 1 次印刷
　　　　　定价:98.00 元

编委会名单

主　编

张　红　天津医科大学眼科医院

王晓红　美国得克萨斯大学西南医学中心

副主编

田　芳　天津医科大学眼科医院

编　者（按章节顺序排名）

何宇光　美国得克萨斯大学西南医学中心

刘增业　天津医科大学眼科医院

孙　靖　天津医科大学眼科医院

周　芳　天津医科大学眼科医院

张珑俐　天津医科大学眼科医院

华　宁　天津医科大学眼科医院

梁景黎　天津医科大学眼科医院

序

儿童白内障的患病率约为 1/10 000，各种晶状体混浊可初次发现于任何年龄，可能是单眼或双眼，对称性或非对称性，遗传性或获得性，通常在出生时便已存在。白内障手术是目前公认的儿童可避免盲目的最常见手术，可以防止盲目 50年甚至更久，因此在所有眼科治疗中，儿童白内障手术是最有价值的。

目前，先天性白内障的治疗发展迅速，因其手术难度大、术后反应重及眼球发育带来的屈光状态的改变等，使围手术期方案的制定更为复杂。而且儿童白内障常合并有全身疾病或具有家族遗传性，这些并发症使儿童白内障医生面临巨大挑战。因此，该领域的发展是全世界医生共同合作的结果，本书作者把自己的经验与大家分享也必将继续促进其发展。

所有治疗白内障的医生都面临着如何将熟练的成人手术技术非常好地应用于儿童眼科的问题，本书作者对儿童白内障的"处理艺术"做了全面总结，可以满足中国各地医生的需求。以本书作为指南，缺乏经验的医生可在短时间内掌握其规则，而有经验的医生也能得到启发而有所创新和进步。相信本书会使面临盲目的儿童获得更好的治疗结果和生活质量，而生活质量的改变将使患儿及其整个家庭和社会受益。

本书的开篇介绍了儿童眼球的特点。与成人白内障不同，儿童白内障常常合并眼内其他结构发育异常，而且视皮质成熟过程中，会导致眼球生长反射弧即正视化过程永久性被改变。因此了解眼球的组织胚胎学、解剖结构及不同阶段的发育特点是非常必要的。

儿童白内障多种多样，白内障的一些特点可为医生提供重要的病因线索，并有助于推测预后。本书介绍了儿童白内障混浊的分型及一些重要的综合征，对于初步评估大有帮助。因儿童白内障各方面与成人不同，本书包括了详细的术前检查步骤，这给笔者留下了深刻印象。值得一提的是，为选择合适的人工晶状体，幼儿麻醉下的生物测量是必须的。

本书还介绍了儿童白内障手术麻醉，这也是非常重要的一部分。这是因为，世界各地许多设备先进的眼科机构治疗儿童白内障受限，往往不是来自眼科医师的技术,而是很大程度来自儿童麻醉的安全有效性。应当强调的是,我们在眼科培训时,经常需要同时对麻醉师进行培训。

弱视是影响儿童白内障术后获得良好效果的另一障碍,虽非常重要却常常被忽视。本书在介绍手术技术之前,先对弱视进行了适当的讨论,并在术后处理章节里相互呼应。另外,本书介绍的手术时机的选择、对视觉剥夺结果的认识,以及不间断地对弱视的随访治疗,都是儿童白内障综合治疗的重要组成部分。本书强调,即使手术非常完美,如果忽视了弱视的治疗,也不会有好的视力。

本书最后重点介绍了手术技术,包括术中及术后并发症的处理,这也是读者需要反复阅读的部分。这些章节强调了各手术步骤与成人非常不同,其中比较重要的是,巩膜硬度降低、前囊膜韧性增加及后囊混浊迅速。本书还强调了人工晶状体虽然在儿童中应用广泛,但随着眼球生长发育而出现的近视漂移,使屈光度的选择比较复杂,而且在个别患儿中难以预测。

今后,我们将看到儿童白内障诊断和治疗方面的革新,也期待来自中国的重要发现。在这里,真诚地感谢来自中国天津和美国得克萨斯州达拉斯市的各位著作者,他们倾注了大量的时间和精力,他们的不懈努力也必将使中国患儿受益。

M. Edward Wilson, MD
Professor of Ophthalmology and Pediatrics
N. Edgar Miles Endowed Chair
Storm Eye Institute
Department of Ophthalmology
Medical University of South Carolina,
Charleston, SC, USA

前　言

　　儿童白内障不同于成人白内障,属于比较复杂的白内障范畴,而且在治疗方面亦存在诸多争议。天津医科大学眼科医院自 1989 年建院以来,本书参编人员一直致力于儿童白内障的临床研究工作,在儿童白内障的治疗工作中积累了丰富的经验和教训,并深刻体会到,儿童白内障医生对患儿及家属肩负责任之重大。基于目前在临床上我国儿童白内障的治疗与美国等发达国家存在较大差距,且各地治疗水平也参差不齐,加之该领域的中文专著匮乏,亟待出版一部儿童白内障教科书式论著。故我们拟从我国儿童白内障现状出发,结合笔者丰富的临床经验,编写这本有关儿童白内障的中文专著。它囊括了该领域内确定的和尚存争议的前沿问题,内容详细,可为儿童白内障的治疗提供参考。

　　天津医科大学眼科医院一直与美国得克萨斯大学西南医学中心保持长期的交流,参编本书的两位美国教授均来自该校,他们分别是王晓红教授和何宇光教授。其中王晓红教授有着二十多年儿童白内障治疗的丰富经验和见解,这次能邀请到她共著本书,实现了中西合璧,使得本书内容更加丰富,也使本书更具前沿性和临床指导性。而何宇光教授则擅长小儿视网膜疾病的治疗,在合并后节病变的小儿白内障方面经验独到,本书亦得到他的一章助阵。另外,M.Edward Wilson 教授是美国小儿眼科学会副主席,在小儿白内障方面建树卓著,已出版该领域专著数本,发表相关论著上百篇,许多该领域内明确的科学问题均出自其研究组,他能为本书欣然撰序,颇感荣幸!

　　本书凝结着各位国内外教授、儿童眼科医生及编撰人的智慧和辛劳,在此感谢所有编者的倾力写作,也希望儿童白内障医生能够从中受益。希望我们的不懈努力将造福于白内障患儿、家属及社会。

张红

2014 年 11 月

目　录

第 一 章

晶状体的胚胎发育和解剖

第一节 透明晶状体的胚胎发育

透明晶状体起源于胚胎体表外胚层,在胚胎初期,体表外胚层仅为一层原始立方上皮,当视泡神经外胚层的前壁与之接触后,开始分化形成晶状体。

一、晶状体板

大约在胚胎 27 天时,视泡表面的体表外胚层细胞变成柱状并增厚形成晶状体板,或称为晶状体基板。研究认为,来自神经外胚层的化学信号诱导了晶状体板的形成。视泡和体表外胚层的黏附保证了晶状体与视轴平行。电镜研究表明,视泡和体表外胚层的黏附确实存在,但没有直接的细胞接触。视泡的基底膜和体表外胚层在接触时,始终保持各自的独立完整,没有融合。还有的研究表明,在晶状体板的形成过程中,功能性 PAX6 基因和 BMP4 基因起着重要的作用。

二、晶状体泡

随后,晶状体板细胞向内凹陷形成晶状体凹(lens pit),细胞不断增殖,凹陷逐渐加深,在胚胎 33 天(胚长 7~9mm)时,与体表外胚层完全分离,形成中空球形晶状体泡。其大小由视泡和体表外胚层接触的面积决定,而体表外胚层又重新融合成一层立方上皮,将来发育成角膜上皮层。

在晶状体泡形成过程中,伴随着上皮细胞的移行、凋亡和基底膜的分解,若上皮细胞出现过度地持续性凋亡,将会引起无晶状体眼、眼前段畸形等发育异常。在突变小鼠的研究中发现,FoxE3基因突变可引起上皮细胞的持续增殖和存活而抑制其分化,造成晶状体泡分离异常。还有报道,分离异常与AP-2转录因子和其引起PAX6和MIP26错误表达有关。晶状体泡形成过程中的发育异常会引起前部圆锥晶状体、前囊白内障,伴有角膜晶状体粘连、瞳孔缺如等眼前段发育异常疾病。

晶状体泡由单层立方形上皮细胞组成,细胞的顶端朝向球心。晶状体泡由一层PAS染色阳性的基底膜包绕,将来发育成晶状体囊膜。这层基底膜的异常会引起晶状体泡的退化,导致晚期无晶状体眼的发生。

三、晶状体纤维

晶状体泡形成后不久,随着晶状体泡前后壁的细胞不断分化就会形成不同的结构。在胚胎大约37天时,晶状体泡后壁细胞逐渐变长形成细长的纤维突入到晶状体泡腔内,逐渐达到晶状体泡前壁下。细胞在延长过程中,细胞核自后极向晶状体泡的中部移行,细胞核和细胞器除微丝微管外几乎全部消失。此时,晶状体泡仍呈球形,但晶状体泡腔逐渐变小,最终由这些纤维填满,形成晶状体胚胎核,在后壁细胞变长逐渐形成胚胎核过程中,逐渐与后囊膜分离。因此,后囊上没有晶状体上皮细胞的分布。在实验鼠的研究中发现,Prox1和Maf基因与调控晶状体细胞的延长有关,而晶状体特异性蛋白CP49和CP95在晶状体泡形成后表达上调,也与晶状体纤维细胞的分化调控有关。

晶状体泡前壁的上皮细胞始终保持单层立方形,在胚胎第7周以后,开始向赤道部移行,分裂增殖生成第二晶状体纤维,并向前后极延长包绕胚胎核,在晶状体的前后极汇合,形成胎儿核。在分化过程中,细胞核会逐渐消失,细胞表面突起增多,形态各异,各类突起向相邻纤维所形成的相应陷凹内深入,相互交叉,紧密嵌合。这些胎儿核晶状体纤维的末端圆钝,因此,它们汇合时,相互附着,形成晶状体缝。在前部形成正立的"Y"缝,后部形成倒立的"Y"缝,晶状体缝的形成保证了晶状体形成双凸的球形(图1-1-1)。在成人,胚胎核位于晶状体中央、Y缝里颜色稍暗的圆形部分之上。晶状体的发育分化与许多生长因子(如FGF、IGF、PDGF、TGF)、编码细胞骨架蛋白(如波形蛋白、巢蛋白)、结构蛋白(晶状体蛋白)和膜蛋白的基因激活有关。第二晶状体纤维的启动和分化异常只会引起晶状体的异常,而不会像无晶状体眼那样常伴有眼前段畸形。

晶状体赤道部上皮细胞终生具有分裂活性,不断生成晶状体纤维,包绕中央区老的纤维。新纤维不断形成,终其一生。因此,晶状体的体积和重量持续增加,但在老年时,其

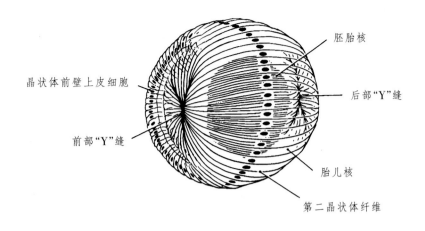

图 1-1-1　晶状体的胚胎发育

增长速率减慢。

四、晶状体核

随着发育,早期形成的纤维比新形成的表面纤维更加均匀一致。因此,出现了明确的分层。按照分化的时间顺序,可分为胚胎核、胎儿核和成人核。

胚胎核:位于晶状体的中心部分,由原始晶状体纤维组成,由晶状体泡后壁上皮细胞变长形成,没有晶状体缝。

胎儿核:在胚胎第 3 个月胎儿核形成,包含有 Y 缝,逐渐生长至第 8 个月。

成人核:自出生后,晶状体纤维逐渐增加形成成人核。

五、出生后晶状体的生长

小儿的眼球,包括晶状体,都明显小于成人,尤其是出生后至 3 岁。刚出生时,人的晶状体主要由晶状体核组成,有较少的晶状体皮质。晶状体皮质不断由前囊下晶状体上皮细胞生成,人的透明晶状体终其一生都有新纤维生成而不断生长。刚出生时,人的晶状体重约 90mg,并以每年增加 2mg 的速度生长,尤其在生后 2 年内生长最快。刚出生时,人的晶状体的平均直径为 7.0~7.5mm,到 2 岁时为 9.0~9.5mm。2 岁后,晶状体的生长速度变慢,体积不再增加,这是因为相对脱水和晶状体核的收缩,抵消了新生纤维的形成。此外,晶状体囊随着年龄变厚,在 45~50 岁以后,由于逐渐失去弹性和晶状体核硬化,使得调节能力下降,就会出现老视。

第二节　晶状体的解剖

　　成人晶状体的直径大约为 9.6±0.4mm,前后极直径为 4.2±0.5mm,前后极形成晶状体的光轴和几何轴心。正常晶状体是透明的,但极少是完全无色的,即使在儿童期也会呈现轻微的黄色,随着年龄的增长颜色逐渐加深。

　　正常晶状体呈透明双凸形,经悬韧带悬挂在睫状体上,位于虹膜和玻璃体之间。晶状体透明,无血管和神经支配,它的营养来自房水和玻璃体,代谢废物也通过房水和玻璃体排出。当房水和玻璃体的循环受到影响或发生炎症反应时,将会引起晶状体的代谢异常,可导致白内障的发生。

　　晶状体由三部分组成:晶状体囊、上皮细胞和晶状体纤维。晶状体是上皮细胞不断增殖的产物,由其组成晶状体皮质和晶状体核。皮质和核的移行是逐渐的,通过裂隙灯显微镜可以观察到两者的分界,但在组织学上并没有一个明确的分界线。

一、晶状体囊

　　晶状体囊是一层基底膜,由前部上皮细胞和后部表层纤维细胞分泌合成。在光镜下呈无组织结构的弹性膜,围绕整个晶状体,PAS 染色阳性。晶状体囊的功能是作为代谢的屏障,并通过改变晶状体的形状来发挥调节作用。在晶状体囊的不同区域,其厚度不同。晶状体囊的最厚处代表了人体最厚的基底膜,一般前囊较后囊厚。在白内障手术中,囊膜厚度的不同具有一定临床意义,这是因为极薄的后囊极易撕裂或破裂。

二、晶状体上皮细胞

　　晶状体上皮细胞位于前囊下和赤道部,呈单层立方-圆柱形细胞,从生物学特性上可划分为两个区(两种不同类型的细胞)。术后,这些晶状体上皮细胞的增殖会引起视轴的混浊,从而引起术后视力的下降。

1.A 细胞

　　A 细胞位于前囊下的中央区,由相对静止的上皮细胞组成,其分裂活性小。当没受到影响时,它们很少移行,但在炎症、外伤等情况下,前囊下有上皮斑形成。这时,上皮细胞出现增殖和纤维化是最主要的病理变化。最近研究发现,各种有晶状体眼后房型人工晶体植入术后并发症——前囊下混浊,可能与 A 细胞增殖有关,其纤维化反应的程度决定了术后前囊下混浊的程度。

2.E 细胞

E 细胞位于晶状体赤道部,与晶状体前部的上皮细胞相延续,是可再生细胞。这些细胞通常具有较强分裂能力,新生晶状体纤维不断生成。这个位置的细胞分裂活跃,具有丰富的酶,蛋白质代谢旺盛。E 细胞负责不断产生皮质纤维,使得晶状体的体积和重量不断增加。随着晶状体的增大,新生的纤维在外层,老的纤维进入晶状体中心。

在病理情况下,E 细胞可以向后沿着后囊移行,形成大而肿胀的囊样细胞,而不是纤维化,在临床上称其为"珍珠小体"。赤道部的这些细胞是典型后发性白内障的主要来源,尤其是典型珍珠小体样的后囊混浊。在前囊损伤的情况下,E 细胞会化生形成soemmering 环,由残留和再生的晶状体皮质和细胞组成。E 细胞也是双联人工晶状体植入术后,人工晶状体层间混浊的主要原因。

三、晶状体实质(皮质和晶状体核)

晶状体实质由赤道部晶状体上皮细胞生成的晶状体纤维组成。在横截面上,这些细胞呈六边形,由基质黏附在一起。晶状体纤维细胞的细胞核只在形成后短暂存在,很快就消失,而在某些病理情况下细胞核不消失。

晶状体泡是原始晶状体胚胎核的起源;在发育中,胎儿核逐渐包绕了胚胎核。位于最外层晶状体囊下的晶状体纤维形成晶状体皮质。晶状体皮质的定义是主观把位于外层部分的晶状体纤维定义为晶状体皮质,而不是指特殊的纤维。

总之,晶状体是透明双凸形,由三部分组成,即晶状体囊、上皮细胞和晶状体实质。它起源于视泡,终生不断生长,在出生后 2 年内生长最快。

(孙　靖)

参考文献

1. Blixt A, Mahlapuu M, Aitola M, et al. A forkhead gene, FoxE3, is essential for lens epithelial proliferation and closure of the lens vesicle. Genes Dev, 2000, 14: 245–254.

2. West-Mays JA, Zhang J. AP-2alpha transcription factor is required for early morphogenesis of the lens vesicle. Dev Biol, 1999, 206:46–62.

3. Reme C, Urner U, Aeberhard B. The occurence of cell death during the remodelling of the chamber angle recess in the developing rat eye. Graefe's Arch Clin Exp Ophthalmol, 1983, 221:113–121.

4. Wigle JT, Chowdhury K, Gruss P, et al. Proxl function is crucial for mouse lens-fibre elongation. Nat Genet,

1999,21:318-322.

5. Ireland ME, Wallace P. Up-regulation of novel intermediate filament proteins in primary fiber cells: an indicator of all vertebrate lens fiber differentiation? Anat Rec,2000,258:25-33.

6. Graw J. Genetic aspects of embryonic eye development in vertebrates. Dev Genet,1996,18:181-197.

7. Yang J, Bian W, Gao X, et al. Nestin expression during mouse eye and lens development. Mech Dev,2000,94: 287-291.

8. Wright KW, Spiegel PH, Thompson LS. Handbook of Pediatric Eye and Systemic Disease. Springer Science+Business Media Incorporated, USA,2006.

9. M. Edward Wilson, Jr, Rupal H. Trivedi, Suresh K. Pandey. Pediatic Cataract Surgery techniques, complications, and management. Lippincott Williams and Wilkins, USA,2005.

第二章

儿童白内障的分类和诊断

第一节 先天性白内障

一、先天性白内障流行病学

先天性白内障(congenital cataract),指出生后即存在或出生后第一年内逐渐形成的晶状体部分或全部混浊。多数出生前即已存在,少数于出生后逐渐明显或加重。可为家族性或散发;可伴发或不伴发其他眼部疾病或遗传性、系统性疾病等。

先天性白内障是一种较常见的儿童眼病,是造成儿童失明、弱视及视力发育障碍的主要原因。国外文献报道,婴幼儿盲中有10%~38.8%与先天性白内障有关,每250个新生儿中即有1个是先天性白内障(发病率为0.4%)。近年来通过对致盲性眼病和遗传性眼病的普查,结果显示,我国先天性白内障的患病率为0.05%(1:1918),国外报道为0.012%~0.06%。在天津、上海和北京盲童致盲原因的调查中,发现22%~30%的盲童是因先天性白内障而致盲的,占失明原因的第二位。先天性白内障患儿约30%有遗传因素,多为常染色体显性遗传。如伴有眼部其他先天异常,由主要异常的遗传方式决定,通常是隐性遗传或性连锁遗传。其余还与胎儿期母体患风疹或内分泌失调有关。先天性白内障还常伴有中枢神经系统异常,如智力低下、惊厥或脑麻痹等。35%~50%的先天性白内障为散发病例,可单眼或双眼发病。多数为静止期,少数出生后继续发展,也有直至儿童期才影响视力。由于病因比较复杂,先天性白内障在形态、混浊部位、混浊程度及发病年龄等方面存在较大差异。

二、先天性白内障分类

先天性白内障有许多种类型,一般根据晶状体混浊部位、形态和程度分类。常见的有:

1.前极性白内障

因胚胎期晶状体泡未从表面外胚叶完全脱落而致。为晶状体前囊中央局限性混浊,多为圆形小点,大小不等。可伸入晶状体皮质内或向前突入到前房,因此又称锥形白内障,为前囊下上皮增生所致。多为双侧、静止不发展,由于混浊范围小,影响视力不显著,多数不需施行手术。

2.后极性白内障

因胚胎期玻璃体血管未完全消退所致。多为静止性,其混浊点位于晶状体后囊中央,边缘不齐,可呈盘状、核状或花萼状。因混浊位于眼球光学节点附近,对视力有影响,影响明显的可施行白内障吸出术(图2-1-1)。

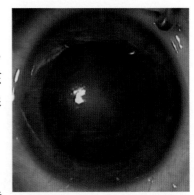

图 2-1-1　后极性白内障

3.绕核性白内障

为儿童期最常见的白内障,约占全部先天性白内障的40%。因晶状体在胚胎某一时期的代谢障碍所致。男性多于女性,双眼发病。其特征是围绕晶状体核的板层混浊,因此又称板层白内障。有时在此层混浊之外,又有一层或数层混浊,各层之间仍有透明皮质间隔。最外层常有"V"字形混浊骑跨在混浊带的前后,称为"骑子"。由于晶状体核的混浊加上带形混浊区的影响,视力明显减退。可施行白内障吸出术(图2-1-2)。

4.点状白内障

发生在出生后或青少年期,表现为晶

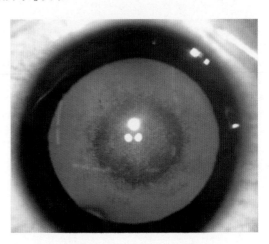

图 2-1-2　绕核性白内障

状体皮质或核的白色、蓝色或淡褐色点状混浊。多为双眼性,静止不发展。一般不影响视力。

5.花冠状白内障

是一种较常见的先天性白内障。晶状体皮质深层周边部有圆形、椭圆形、短棒状、哑铃状混浊,呈花冠状排列。晶状体中央部分及周边部透明。多为双侧性,静止性,与遗传有关,一般不影响视力。

6. 核性白内障

比较常见,约占先天性白内障的1/4。通常为常染色体显性遗传,少数为隐性遗传,也有散发性。多为双眼发病,胚胎核和胎儿核均受累,呈致密性的白色混浊。若混浊范围完全遮挡瞳孔区,视力障碍明显(图2-1-3)。

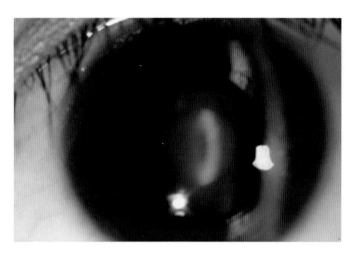

图 2-1-3　核性白内障

7.膜性白内障

指先天性白内障的晶状体纤维在宫内发生退形性改变时,白内障的内容全部液化,逐渐被吸收后而形成膜性白内障。由于前后囊膜接触畸化,两层囊膜间可夹有残留的晶状体纤维或上皮细胞,使膜性白内障混浊厚薄不一。可单眼或双眼发病,视力损害明显。

8.全白性白内障

指晶状体全部或近于全部混浊,亦有在出生后逐渐发展,至1岁内全部混浊。这是由于晶状体纤维在其发育的中期或后期受累所致。临床表现为瞳孔区晶状体呈白色混浊,有时囊膜增厚、钙化、皮质浓缩。多为双眼发生,视力损害明显。全白性白内障以常染色体显性遗传最多见,少数为隐性遗传,极少数为X性连锁隐性遗传(图2-1-4)。

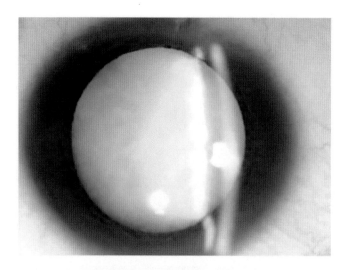

图 2-1-4 全白性白内障

9.其他

①缝性白内障:为常染色体显性遗传,晶状体前后缝出现各种形式的混浊。多为局限性,静止性。对视力影响不大(图2-1-5)。②珊瑚状白内障:较少见,晶状体皮质呈珊瑚状混浊,对视力有一定影响,一般静止不发展,多有家族史,为常染色体显性或隐性遗传。③纺锤形白内障:为贯穿晶状体前后轴、连接前后极的纺锤形混浊。

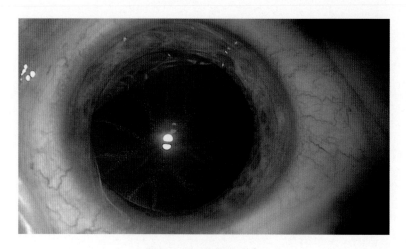

图 2-1-5 缝性白内障

第二节　获得性白内障

一、获得性白内障概念

获得性白内障是儿童白内障中的另一大类白内障,是指与特定病因有关的白内障,呈单侧性或双侧性,可发生于儿童各时期。

二、获得性白内障病因

获得性白内障有不同的发病因素,在临床上常见的病因主要有:①钝挫伤或穿透性眼外伤(图 2-2-1);②各种类型葡萄膜炎;③获得性眼部感染;④糖尿病;⑤药物因素等。

三、获得性白内障临床特征及治疗方法选择

1.由外伤因素所致的获得性白内障,多呈单侧性,不易被患儿父母发现。因此,筛查对发现该种病例非常重要。

2.由于儿童视觉系统已较新生儿成熟,获得性白内障手术时机不需像先天性白内障那样紧迫,其治疗重点是防止弱视形成。

3.应根据晶状体混浊部位、大小、密度决定手术与否,并可进行一段时间的主观视力检查。

4.获得性白内障患儿白内障手术后,应进行系统的弱视治疗,如遮盖疗法、家庭精细作业和弱视训练光盘及药物治疗等。

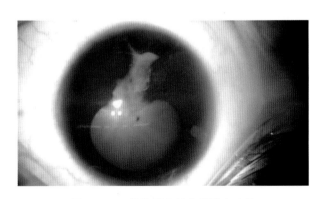

图 2-2-1　外伤所致的获得性白内障

第三节　先天性白内障的综合征

先天性白内障病因复杂,其发病机制可分为遗传因素、环境因素及原因不明等三大类。先天性白内障常合并其他系统异常,如代谢性疾病、中枢神经系统、生殖泌尿系统、骨骼系统和皮肤疾病等。

一、代谢性疾病合并先天性白内障

1.半乳糖血症(Von Reuss 综合征)

半乳糖血症是婴幼儿最常见的,因代谢异常引发白内障的一种代谢性疾病。为常染色体隐性遗传,双眼发病。患儿因半乳糖激酶(基因位点在 17q24)、半乳糖-1-磷酸尿苷转移酶等缺乏,半乳糖在体内积聚,经房水渗入晶状体,使晶状体纤维水肿、肿胀而变混浊。

2.法布里综合征(Fabry 综合征)

法布里综合征是一种少见的 X 性连锁隐性遗传代谢性疾病,常由于 α-半乳糖苷酶 A 缺陷而引起。患者的眼、肾脏、神经系统和心肌中异常储存鞘糖脂,合并两种特征性白内障:①轮辐样后囊下型白内障,具有特异性,见于 40% 的患者;②前囊下(通常在下方)型白内障,晶状体混浊呈楔形混浊,大约见于 35% 的患者。约 15% 的女性携带者有晶状体病变。其他眼部病变包括结膜血管病变、角膜螺纹样混浊和视网膜病变。目前无有效治疗方法。

3.肝豆状核变性(Wilson 病)

肝豆状核变性是一种常染色体隐性遗传疾病,其特征为肝性病变和小脑功能障碍。由于铜代谢障碍,血清铜增加,肝脏、大脑和眼中发现铜沉积物。眼部特征:过量的铜在晶状体前囊膜下沉积,前囊下微黄色星状混浊,形成一种非常独特的"向日葵"样白内障。铜在角膜周边部后弹力层内沉积形成宽 1~2mm 褐色或蓝绿色的环。

4.高血糖症或低血糖症

高血糖症或低血糖症都会导致儿童白内障。新生儿低血糖症多见于出生体重较轻的患儿。白内障形态:呈双侧,板层状。高血糖性白内障多见于年长患儿,但亦有 1 岁以内发生白内障的病例。白内障形态:呈弥漫性、皮质性或囊下性,视力下降与裂隙灯检查表现可能不成比例。短时间内发生的白内障患者,若及时控制血糖,晶状体混浊是可逆的。

5.甘露糖苷贮积症

甘露糖苷贮积症是一种脂蛋白异常降解的常染色体隐性遗传疾病。患儿表现痴呆，面容粗糙。白内障较常见，3~5岁之内即有表现。晶状体呈点状混浊，具有诊断价值，α-甘露糖苷酶测定可进一步确诊。

6.胆固醇合成障碍

晶状体炎膜含有较高的胆固醇成分，遗传性胆固醇代谢酶缺陷与白内障的发生有关。甲羟戊酸尿、脑腱性黄瘤病、史-莱-奥综合征都与胆固醇代谢酶的突变有关。在这些患者中，白内障形成的主要原因是由于胆固醇合成障碍或异常副产物的直接毒性所致。

7.同型胱氨酸尿症

同型胱氨酸尿症是因胱硫醚合成酶缺陷引起的一种氨基酸代谢病，为常染色体隐性遗传。临床特征：智力低下，四肢骨细长，蜘蛛指（趾），颧面血管扩张及潮红。由于血小板黏滞度高，所以易发生血栓。眼部特点：部分患者表现为先天性白内障，但晶状体脱位更多见。通常在下方或鼻下方脱位，多于1岁内发生。

8.甲状旁腺功能减退症和假性甲状旁腺功能减退症

本病的特点是甲状旁腺素分泌不足而引起低钙血症，并伴有白内障发生，所以又称为低钙性白内障。其形态特点：呈弥漫性五彩缤纷的斑点（"圣诞树"白内障），视力影响不明显。

二、遗传性疾病合并先天性白内障

1.先天性钙化性软骨营养不良（Conradi 综合征）

先天性钙化性软骨营养不良由Conradi（1914）首先报告，故又名Conradi 综合征。属常染色体隐性遗传。全身表现为侏儒，肢体短，并指（趾）关节挛缩。眼部特征：50%~70%患先天性白内障。还有虹膜异色、眶距宽、视网膜色素改变等。

2.先天性溶血性黄疸

先天性溶血性黄疸又称为遗传性球形红细胞增多症，呈慢性家族性黄疸。属常染色体显性遗传。其特点是红细胞变小，呈球形，脆性增加，网织红细胞增多，大量红细胞破坏，溶血，造成黄疸。全身表现为发热、呕吐、贫血、脾脏大，骨骼系统受累，骨质疏松，骨皮质变薄,骨骼突出。眼部特征:出生时即发生全白内障。同时伴有小睑裂、小眼球、虹膜异色、近视及色觉障碍等。

3.掌-跖角化障碍综合征(Schöfer 综合征)

本病是掌跖角化病(Palmoplantar keratoderma)的一种类型。属常染色体隐性遗传或X性连锁隐性遗传。临床表现为智力低下,头小,身材矮小,脱发,掌跖角化、变硬并伴指(趾)甲发育不良。眼部特征:先天性白内障及角膜病变。

4.共济失调-白内障-侏儒综合征(Marinesco-Sjögren 综合征)

本病首先由Marinesco(1931)报道,其临床表现类似于Sjören综合征。属常染色体隐性遗传。全身表现为神经系统异常,主要为小脑共济失调及锥体束征。生长发育迟缓,侏儒症。眼部特征:多为先天性绕核性白内障,呈进行性发展,同时伴内眦赘皮,眼球震颤,斜视,小眼球及无虹膜等。

5.眼脑肾综合征(Lowe 综合征)

眼脑肾综合征首先由Lowe(1952)报道。以眼、脑、肾的病变为主要特征。属X性连锁隐性遗传。其发病可能与氨基多糖的代谢障碍有关。临床表现为1岁后发生运动和智力障碍,并见软骨病和骨软化。呈前额隆起、眼窝内陷等特殊面容。尿中有蛋白和氨基酸,后期发生代谢性酸中毒。眼部特征:90%出生时或新生儿期发生双眼白内障。白内障呈平的、盘状混浊(膜性),也可有后晶状体圆锥样结构。女性携带者呈晶状体后皮质轮辐样混浊、弥漫性点状或雪片样混浊。由于异常“胚胎型”前房角导致青光眼。瞳孔扩约肌部分发育不全导致瞳孔缩小。还有先天性大角膜、小角膜及角膜混浊等。

6.奥尔波特综合征(Alport 综合征)

本病又称为遗传性肾炎神经性耳聋综合征,首先由Alport(1927)报告。以慢性间质性肾炎、听力障碍和眼部异常为特征。属常染色体显性遗传或X性连锁隐性遗传。临床表现以家族性遗传性肾炎为特点,男性多见,常合并肾性高血压及后期肾衰竭。10岁后出现进行性神经性耳聋。眼部特征:主要表现为不同类型的白内障,75%双眼发病,前部晶状体圆锥是该病特征性改变。其他眼部异常包括黄斑色素上皮病变。

7.强直性肌营养不良

强直性肌营养不良是一种慢性进行性肌肉萎缩和强直并伴有其他系统疾病。属常染色体显性遗传。临床表现为进行性肌肉萎缩,多见于20~30岁,男性多于女性。常合并智力衰退、心脏异常和性功能减退。眼部特征：以白内障及视网膜病变多见。伴有上睑下垂、小眼球、眼外肌麻痹及张力减退。20岁时发现典型的晶状体改变，呈晶状体皮质多种颜色的斑点（"圣诞树"样白内障）或小白球形混浊（雪球样）。晶状体特征性混浊可作为诊断方法之一。

8. Ⅱ型神经纤维瘤

Ⅱ型神经纤维瘤是以发生前庭神经鞘瘤和中枢神经系统肿瘤为特征性疾病。呈常染色体显性遗传病。眼部特征：疾病早期即有60%患者发生白内障。白内障呈后囊下型或皮质性。

9. 脑肝肾综合征

脑肝肾综合征于1964年首先由Bowen、Lee和Zellweger三氏报告，故又称为Bowen-Lee-Zellweger综合征。其特征为多发性畸形。表现为头、面、耳、手和脚的异常发育，伴肝、肾和眼的异常。属常染色体隐性遗传。眼部特征：多数患者呈带状白内障及视神经脱髓鞘病变。其他还有内眦赘皮、斜视、眼球震颤等。

10. 科凯恩综合征（Cockayne 综合征）

科凯恩综合征多发生于儿童早期，属常染色体隐性遗传。常有原发性皮肤异常。该病最显著的特点是早老和极度瘦小。其他特征包括小头畸形、感觉神经性耳聋、光照性皮炎。眼部特点：白内障和视网膜病变。由于皮肤异常，患者眼睑有病变，还可能伴暴露性角膜炎和睑缘炎。

11. 罗特蒙德综合征（Rothmund-Thomson 综合征）

罗特蒙德综合征以萎缩性皮病伴斑块样色素减退和色素沉着过度为特征。属常染色体隐性遗传病。临床表现为患者毛发稀疏、身材矮小、牙齿缺陷和性功能减退。1岁内可出现毛细血管扩张症。眼部特征：大多数患者3~6岁发生白内障。可合并圆锥角膜。

12. Bloch-Sulzberger 综合征

Bloch-Sulzberger综合征（色素失调症）属X性连锁显性遗传病。临床表现为外胚层发育不良症，牙齿及常、脱发和眼部异常。四肢和躯干的皮肤有漩涡样色素沉着。眼部特征：晶状体异常原始永存玻璃体增生症。常伴视网膜发育异常，仅见于女性。

13. 史-莱-奥综合征（Smith-Lemli-Opitz 综合征）

史-莱-奥综合征是以颅面部异常，包括宽鼻骨、鼻孔朝前、低耳廓、小颌、并趾、发育迟缓和生长迟滞为特征性疾病，属常染色体隐性遗传。眼部特点：白内障、角膜内皮细胞微小囊泡、视神经萎缩、内眦赘皮褶和脉络膜血管瘤等。这些异常与7-去氢胆固醇缺失导致的组织胆固醇水平降低有关。

第四节　先天性白内障的诊断和鉴别诊断

一、先天性白内障的诊断

先天性白内障有不同的病因,分型多,应详细询问病史、家族遗传史及其母亲妊娠期间有无病毒感染史,结合不同的临床表现,并根据晶状体混浊形态和部位来诊断。针对不同的情况,为明确诊断,还可选择一些实验室检查。

1.先天性白内障合并其他系统的畸形

这些患者可能存在染色体病,因此,应完成染色体核型分析和分带检查。

2.糖尿病、新生儿低血糖症

应进行血糖、尿糖和酮体检查。

3.半乳糖血症

除了进行半乳糖尿的筛选以外, 还应检查半乳糖-1-磷酸尿苷转移酶和半乳糖激酶。

4.苯丙酮尿症

尿苯丙酮酸(phenylpyruvic)检查阳性,尿的氯化铁试验阳性。

5.甲状旁腺功能低下

表现为血清钙降低,血清磷增高。一旦血清钙低于1.92mmol/L,就有低钙性白内障发生的可能。

6.同型胱氨酸尿症

应做同型胱氨酸尿的定性检查,氢硼化钠试验阳性也可以确诊本病。

7.肾病合并先天性白内障

应查尿常规和尿氨基酸,以确诊Lowe综合征、Alport综合征等。

8.氨基酸测定

可应用氨基酸自动分析仪测定血氨基酸水平，以诊断某些代谢病合并先天性白内障，如同型胱氨酸尿症、酪氨酸血症等。

9.风疹综合征

母亲感染风疹病毒后，取急性期或恢复期血清，测血清抗体滴度，若高于正常的4倍，则为阳性结果。

由于先天性白内障还常合并其他眼病，因此，除了进行上述化验检查外，还应做B超、视网膜电流图、视觉诱发电位、眼部超声活体显微镜（UBM）、光相干断层扫描（OCT）及激光干涉条纹视力计检查等。这些都可以更好地预测白内障手术后视力恢复情况。

二、先天性白内障的鉴别诊断

先天性白内障应与合并新生儿白瞳症的其他眼病相鉴别，以便于正确地诊断和治疗。

1.早产儿视网膜病变

又称为晶状体后纤维增生。本病发生于体重低的早产儿，吸入高浓度的氧气可能是其致病的原因。双眼发病，视网膜血管扩张迂曲，周边部视网膜有新生血管和水肿，在晶状体后面有纤维血管组织，将睫状体向中央部牵拉，因而发生白内障和视网膜脱离。

2.永存原始玻璃体增生症

患儿为足月顺产，多为单眼患病，患眼眼球小，前房浅，晶状体比较小，睫状突很长，可以达到晶状体的后极部，晶状体后有血管纤维膜，其上血管丰富。后极部晶状体混浊，虹膜-晶状体隔向前推移。

3.视网膜母细胞瘤

儿童期最常见的眼内恶性肿瘤，多发生于2~3岁以前，但也有出生后数月内即可见白瞳孔。由于肿瘤是乳白色或黄白色，当生长至一定大小，瞳孔区即可出现黄白色反光，俗称"猫眼"。肿瘤继续生长可以引起视网膜脱离，表面有钙化点，眼压升高，最后继发青光眼及眼外转移。

4.外层渗出性视网膜炎(Coats 病)

视网膜有白黄色病变,轻度隆起,表面有新生血管和微血管瘤,毛细血管扩张,严重者因视网膜广泛脱离而呈白瞳孔反射。晚期出现虹膜新生血管、继发性青光眼和虹膜睫状体炎等。

5.炎性假性胶质瘤

多为双眼发病,少数为单眼,眼球变小,眼压降低。其发病原因是在胚胎发育的最后3个月,在子宫内因受到母亲感染的影响导致,或是由出生后新生儿期眼内炎造成。

6.先天性弓形虫病

指由于母体患弓形体病而引起胎盘感染,并转移至胎儿。本病在我国曾有报道。其特点是以视网膜脉络膜炎为主要病症,病灶多见于黄斑区,因而有白瞳孔的表现。并可有肝脾大、黄疸、脑积水和脑钙化。血清学检查抗弓形虫抗体阳性,可以作出诊断。

7.视网膜发育不良

患儿为足月顺产,眼球小,前房很浅,晶状体后有白色的组织团块而呈白瞳孔。常合并大脑发育不良、先天性心脏病、腭裂和多指畸形等。

8.弓蛔线虫病

患儿的眼底有肉芽肿形成,临床分为两种类型:一种是无活动炎症的后极部局限性脉络膜视网膜肉芽肿;另一种是有明显炎症的玻璃体混浊。两者均可发现白瞳孔反射。询问病史,患儿有动物(猫、狗)接触史。

(刘增业)

参考文献

1. 何守志.晶状体病学.北京:人民卫生出版社,2004.
2. 李凤鸣.眼科全书.北京:人民卫生出版社,1996.
3. 谢立信.小儿眼科学. 北京:人民卫生出版社,2009.
4. 阎洪禄,高建鲁.小儿眼科学. 北京:人民卫生出版社,2002.
5. 惠延年.眼科学. 北京:人民卫生出版社,2003.
6. 褚仁远等. 遗传性眼疾病. 北京:科学出版社,1998.
7. 胡诞宁.眼科遗传学.上海:上海科学技术出版社,1988.
8. 姚克.复杂病例白内障手术学.北京:北京科学技术出版社,2003.
9. 赵桂秋.眼科学总论. 北京:人民卫生出版社,2006.

10. 申屠形超,姚克,郑树等.先天性白内障-家系.眼科研究,2002,20(6):535.

11. 张士元.我国白内障的流行病学调查资料分析.中华眼科杂志,1999,35(5):336-339.

12. 何守志等.半乳糖性白内障形成及逆转的实验研究.中华眼科杂志,1987,23:89.

13. 葛坚.眼科学. 北京:人民卫生出版社,2006.

14. Houston SK, Lampidis TJ, Murray TG. Models and discovery strategies for new therapies of retinoblastoma. Expert Opin Drug Discov. 2013, Feb 22.

15. Kumar S, Suthar R, Panigrahi I.Hypercortisolism and hypothyroidism in an infant with Smith-Lemli-Opitz syndrome.J Pediatr Endocrinol Metab. 2012,25(9-10):1001-5.

16. Li LH, Li N, Zhao JY, et al. Findings of perinatal ocular examination performed on 3573, healthy full-term newborns. Br J Ophthalmol. 2013, Feb 20.

17. Meier M, Schwarz A.Rothmund-Thomson syndrome-a single case report with systemic muscular atrophy, multiple organ fibrosis and pulmonary cachexia.Rheumatology (Oxford). 2012 Nov,51(11):2109-11.

18. Borghol-Kassar R, Menezo-Rozalén JL, Harto-Castaño MA, Desco-Esteban MC. Assessment of intra-operative techniques to prevent visual axis opacification in congenital cataract surgery. Arch Soc Esp Oftalmol. 2012 Oct,87(10):315-9.

19. Mühlenstädt E, Eigelshoven S, Hoff NP, Reifenberger J, Homey B, Bruch-Gerharz D.Incontinentia pigmenti (Bloch-Sulzberger syndrome)].Hautarzt. 2010 Oct,61(10):831-3.

20. Cleaver JE, Bezrookove V, Huang EJ.Conceptual developments in the causes of Cockayne Syndrome. Mech Ageing Dev. 2013 Feb 18.

21. Patel C, Hamada S, Athanasiadis Y, et al. Intraocular lens opacification mimicking the appearance of a congenital lamellar cataract. Eye (Lond). 2012 Nov,26(11):1496-8.

22. Borghol-Kassar R, Menezo-Rozalén JL, Harto-Castaño MA, et al. Assessment of intra-operative techniques to prevent visual axis opacification in congenital cataract surgery. Arch Soc Esp Oftalmol. 2012 Oct;87(10):315-9.

23. Lambert SR, Lynn MJ, DuBois LG, et al. Infant Aphakia Treatment Study Groups.Axial elongation following cataract surgery during the first year of life in the infant Aphakia Treatment Study.Invest Ophthalmol Vis Sci. 2012 Nov 7,53(12):7539-45.

24. Khanna RC, Foster A, Krishnaiah S, et al. Visual outcomes of bilateral congenital and developmental cataracts in young children in south India and causes of poor outcome.Indian J Ophthalmol. 2013 Feb,61(2):65-70.

第三章

儿童白内障手术前检查和准备

　　白内障是儿童可治疗盲的主要眼病之一,虽然其治疗时间漫长,过程较为复杂,但是争取手术时机对患儿视力恢复及对其家庭的影响意义重大。与成人白内障不同,儿童白内障可伴有某些综合征,甚至是一些恶性疾病的首发表现。因此,全面的术前检查对于治疗方案的拟定非常重要,包括详细的病史、全身查体及眼科检查。另外,与患儿家长的有效沟通也必不可少,医生需要让家长了解白内障对患儿视觉的影响及治疗的时机和过程的漫长,对于儿童白内障来说,手术只是治疗的开始,更多的还要依赖家长协助下的弱视训练及定期随诊等来实现患儿的视觉重建。本章将对儿童白内障术前需要的检查和准备逐一介绍。

第一节　病史采集

一、眼病史的采集

1. 患儿来源

　　儿童白内障大部分由家长发现而来眼科就诊,症状表现如患儿瞳孔区发白、视物无反应、眼球震颤、斜视、畏光、双眼不对称等。另外,目前许多地区已经开展了幼儿先天性白内障的筛查,在出生后 4~6 个月到一级保健机构进行初步的眼科筛查时,有一些患儿会因眼部可疑异常而被转到眼科就诊。此外,也有一些患儿是家族中有先天性白内障,或者出生后诊断为某种可能合并白内障的综合征,而来眼科就诊。

2. 病史采集的内容

眼科医生首先可以通过病史的采集,估计患儿出生后视功能的发育情况。完整的病史包括患儿出生前、出生时及出生后的身体及眼部情况。

(1) **一般情况**:首先要记录患儿的性别、民族、出生日期和出生体重;其次为是否足月,顺产或剖宫产,是否早产,是否产钳助产,是否有吸氧史。

(2) **既往史**:特别要询问母亲妊娠期间有无糖尿病,是否有过弓形虫、风疹病毒、结核、组织胞浆虫等的感染(简称"TORCH"),这些均是我国孕早期保健必做的检查。还要问及是否有过皮疹、感冒等,提示可能存在宫内感染的病症,以及生产前后是否有饮酒、吸烟史和药物、放射线接触史。另外,还要关注患儿是否有过外伤史,是否曾经因为其他疾病使用过皮质类固醇激素。这些都有可能与白内障的发生有关。

(3) **现病史**:如前所述,大部分儿童白内障都是由家长发现的。因此,医生通常可以利用几个问题来间接估计患儿发病的时间和视功能的发育,如患儿是否曾经可以注视和跟随物体,还是一出生就仅对光亮有反应,看东西平视或眼球飘忽不定、斜视,以及视力变化的时间。这些都可以提示患儿视功能的发育情况,从而估计预后。视力差的幼儿在熟悉的生活环境中通常少有行为上的变化,这部分患儿不喜欢陌生的新环境,行为发育也相对滞后,医生可以通过与家长的沟通和诱导,获得患儿较为全面的眼部病史。

(4) **家族史**:大约 1/3 的儿童白内障是遗传性的。因此,家族史的询问极其重要,有时候甚至需要检查患儿父母的眼睛,以确认是否有家族史。

二、全身状况评估

儿童白内障手术大多数需要在全身麻醉下进行,术前患儿需进行全身查体,如心电图、胸片、血常规及生化检查等,除外全身麻醉手术的禁忌证。出生即发现白内障的患儿,既要争取尽早地手术,又要考虑全身情况对全身麻醉的耐受,这都需要眼科医生与麻醉医生的权衡。

第二节　眼科学检查

一、外眼检查

儿童白内障术前应十分重视外眼的情况,可在笔灯照明下完成下述检查。

1. 眼球位置及运动

首先观察眼球的大小,双侧是否对称,有无斜视及眼球震颤,可以进行遮盖/去遮盖和交替遮盖试验,甚至调节视标试验,但均需要患儿与医生的配合。通常,早期发生的单眼白内障容易出现斜视,如果患儿已有斜视,则提示其白内障的时间较长,弱视也较为严重。而双眼白内障出现斜视的概率较小,绕核性混浊的患儿斜视较为少见,预后也较好。小儿的注视反射在出生后 3 个月内形成,如果这个时期有明显的白内障,患儿常会出现眼球震颤,即使手术后有所改善,也难以完全恢复。

2. 眼附属器及眼表

检查患儿的眼睑、睫毛、结膜、巩膜、角膜的情况,特别要注意的是有无睑缘炎、睑板腺炎、脓性分泌物及流泪等。如果有,应系统治疗后,再进行内眼手术。与成人白内障不同,儿童白内障术前通常不进行泪道冲洗。因此,需要格外留意,如果有脓性分泌物的存在,常常是新生儿泪囊炎的表现,需要进行泪道探通和治疗后方可手术。另外,还要注意瞳孔的大小及对光反射,小眼球、瞳孔无法散大者常提示预后不良。

二、裂隙灯检查(图 3-2-1)

在临床上,0~3 月的婴儿通常很容易接受裂隙灯检查,尤其是白内障很重时。患儿喜欢追光,调整好裂隙灯的高度及下颌托的位置,患儿在家长的托举下可以进行快速的眼前节检查。但是医生切忌强行将患儿的头部放置在裂隙灯的颌托上检查,要有耐心,可以用玩具等吸引患儿的注意力使其头部稳定,让抱患儿的家长用自己的前额轻轻向前顶住患儿的枕部,将其固定来完成检查,否则,患儿会因为恐惧哭闹而拒绝检查。如果确实无法配合,可以使用手持裂隙灯或者麻醉后检查。裂隙灯下观察患儿白内障的位置和形态,以及有无其他先天异常,可以帮助推断白内障的病因。

1. 遗传性白内障

通常表现为双眼晶状体全混浊(图 3-2-2)、后极性白内障、绕核性白内障(图 3-2-3)或晶状体核混浊,这些表现通常需要检查患儿其他的家族成员,以确定病因。

2. 单眼后极性白内障(图 3-2-4)

伴或不伴核混浊,通常是特发性的后囊膜发育不良,可以是后囊膜的异常膨出变薄

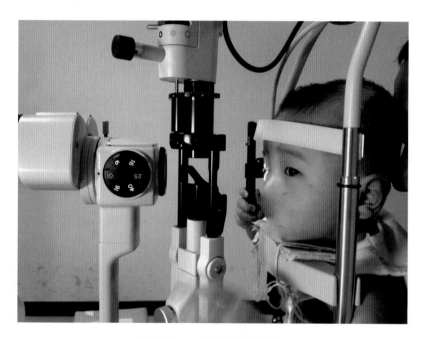

图 3-2-1　婴儿裂隙灯检查

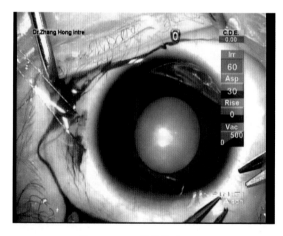

图 3-2-2　晶状体全混浊

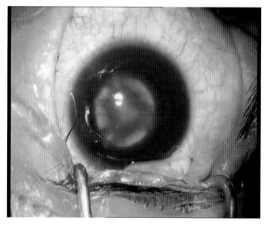

图 3-2-3　绕核性白内障

(后部晶状体圆锥或球形晶状体)，也可能是永存玻璃体动脉导致的囊膜纤维化增厚。

3. 单眼或双眼前极性白内障

通常是特发性的，但单眼或双眼前部晶状体圆锥则常伴随 Alport 综合征。前囊下混浊也可见于遗传性过敏性皮炎的患儿。

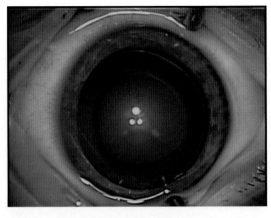

图 3-2-4　单眼后极性白内障

4. 核性、绕核性、弥漫性点状白内障

可由多种疾病引起，如染色体异常疾病（Down 综合征）、代谢性疾病（如低钙血症、低血糖等）及一些其他遗传性疾病。但是，在临床上，也有许多患儿找不到病因。

5. 后囊下型白内障

与成年白内障相比，典型的儿童后囊下型白内障相对少见。如单眼后囊下混浊应注意是否有外伤史，双眼后囊下混浊则很有可能与长期应用激素、慢性葡萄膜炎、放疗有关。另外，有的青少年型特发性关节炎可以表现为角膜带状变性合并晶状体后囊下混浊。

还要注意是否合并晶状体半脱位、虹膜震颤及虹膜缺损，以及是否合并其他部位的眼外伤。

如果是单眼白内障，另一眼也应散瞳，然后，进行裂隙灯检查，以排除双眼不对称晶状体混浊的可能性。另外，如有可能，患儿的父母也应进行裂隙灯检查，明确是否具有家族史。

对于年龄大一些的儿童（5~6 岁以上），如果术前裂隙灯检查可以很好地配合，则提示手术医生，术后发生后发障时，可以进行 YAG 激光治疗。为此，医生有可能在一期手术的时候，选择保留完整的后囊膜。

三、眼底镜检查

对于不完全混浊的白内障患儿来说，术前应散瞳来进行眼底检查，观察其视网膜的颜色、视乳头及黄斑的结构是否正常，以估计患儿的预后。年龄大一些的患儿可像成人一样进行直接或间接检眼镜检查，无法配合的患儿则需要在麻醉下进行眼底检查。红光反射的检查对于不能配合裂隙灯检查的小儿必不可少，使用带状光检眼镜或者直接眼底镜观察视轴区混浊的程度和范围,既简单,又能发现问题。同时检查比较双眼的红光反射,可以帮助确定屈光参差、斜视及双眼白内障的对称程度。检查方法:用带状光检眼镜或直接检眼镜(OD)在 1 米的距离处观察瞳孔区红光反射,正常的应该是对称的橘红色反射。而白内障的患儿会出现患侧红光反射减弱、红光反射缺失或出现白光反射。

四、特殊检查

当白内障全部遮挡视轴区导致无法观察到眼底时, 需为患儿进行 B 超检查除外玻璃体和视网膜疾病,有的患儿是永存玻璃体动脉或者永存原始玻璃体增生症,甚至视网膜母细胞瘤,B 超检查可以帮助诊断,尽早制定相应的手术方案。

五、视功能评估

儿童白内障术前,应反复详细地进行视功能评估,尽可能地客观记录患儿视力,以估计患儿的预后,并有助于进一步制定视觉重建方案。儿童视功能可以通过病史、眼球注视和跟随反射、行为测试及电生理检查等综合评估。由于儿童的语言沟通和认知能力尚未发育完全,医生常需要一些病史和体征间接估计其视功能,比如出生后即发现白内障的患儿对新鲜事物的兴趣和一些行为的发育会晚于正常儿童, 眼球注视和跟随很差甚至缺失。另外,大部分患儿会有眼球震颤,这是早期形觉剥夺的后果,即使治疗以后也难以消失,且术后视力大多低于 0.2。同时,医生还可以应用一些辅助检查手段来判断患儿的弱视程度,对于 3 岁以上的儿童应尽量告知家长教其认知图形,以尽早进行标准化的客观视力检测。

1. 婴幼儿视力评估

婴幼儿的生理、心理和认知能力均处于发育阶段,多无法进行语言交流,难以进行定量的视力检查。因此,定性检查更加具有临床意义,医生可以在家长的协助下完成视力评估。常用的方法有追随目标、注视反应、20$^\triangle$棱镜片底向下测试。

(1) 注视、遮盖厌恶试验:检查时,应以先双眼后单眼的顺序以有趣的玩具或妈妈的脸作为一个目标,上、下、左、右移动,观察孩子眼睛是否能够协调一致地跟随运动。然后,双眼先后遮盖。遮盖后,仍能愉快追随注视的一侧眼视力,应低于遮盖后小儿哭闹并用手抓取眼罩的一侧眼视力。如果 3~4 个月的清醒小儿没有稳定的双眼或单眼跟随注视,则提示其有严重的双眼或单眼弱视。

(2) 主导眼观察法:适用于伴有斜视的白内障患儿,观察其斜视的性质,如交替性或单眼性等,单眼性斜视提示斜视眼的视力低下。

(3) 20$^\triangle$棱镜片底向下测试:当婴儿无明显斜视表现时,可以在其一只眼的前面放置一个20$^\triangle$底向下的棱镜片,通过其诱导出来的斜视来检测相关的视力。在检查时,患儿通过眼前的一个20$^\triangle$底向下的棱镜片看一个小玩具,正常者双眼应同时向上移动。交替遮盖双眼,如果观察到双眼的垂直快速扫视振幅是相等的,则提示婴儿有相等的视力。如果偏爱一眼注视,则提示有一眼视力低下。这个方法也可用于术后早期视力的监测及弱视训练。

(4) *扫视性注视转换试验*:判断晶状体部分混浊的白内障患儿是否需要手术时,可以采用这种方法,即在患儿眼前放置两个玩具,一个动,另一个不动。如果患儿的眼球出现了快速扫视,则提示其视功能尚可,是否必须手术还需商榷。

另外,还有一些视力的检查方法,如选择性观看、视觉诱发电位等,但操作起来不容易,目前临床上较少应用。

2. 学龄儿童的视力检查

随着孩子年龄的增长,能够对其进行视力及立体视觉功能测试。在检查时,必须双眼分别进行,使用国际标准视力表,视力表光亮度要充足,先右后左,先远后近,记录儿童的裸眼及最佳矫正视力。融合及立体视检测也可以有助于评估白内障患儿视功能的发育,比如后囊下混浊的患儿可能视力很好,但是畏光较为明显,这就需要进行融合和立体视功能检测来决定其是否需要手术。

六、麻醉下术前检查

由于儿童在检查时不能完全合作的特殊性,一些必备的检查需要在术前全麻醉下进行。

1. 眼压测量

全麻满意后,应立即测量患儿的眼压,可以使用 Tono-Pen 或 Perkins 眼压测量仪,注意有无高眼压及双眼眼压不对称的情况。先天性白内障合并青光眼常见于先天性无虹膜和 Lowe 综合征。

2. 角膜曲率测量

眼压测量之后,可以进行角膜曲率的测定,一般使用 Nidek 手持式角膜曲率计(图3-2-5)或者手持自动验光仪即可。

3. 眼轴测量

如果手术间内有 A 型超声检查仪(图 3-2-5),在患儿全麻后,可以进行眼轴的浸润/接触式 A 超测量。对于需要一期植入人工晶状体的患儿,再代入手持式角膜曲率计测得的角膜曲率,通过选择计算公式,即可得到患儿的人工晶状体屈光度计算结果。浸润式 A 型超声可以增加眼轴测量的准确度,减少术后屈光意外的发生。不需要一期植入人工晶状体的患儿,测量结果也应记录备案,为日后的屈光矫正及二期人工晶状体植入提供数据。眼轴过长或过短都提示预后不良。

4. 眼前节及眼底的检查

全麻醉后,可以先在显微镜下观察患儿的眼前节情况、前房深度、白内障的位置和程度来弥补和完善术前检查,并测量患儿的角膜横径,记录备案。对于白内障未完全遮挡的患儿,应在全麻醉下进行眼底的间接检眼镜检查,特别应注意视乳头和黄斑是否发育不良。对于早产的患儿,还要检查是否合并早产儿视网膜病变。而对于白内障完全遮挡的患儿,术前的 B 型超声也必不可少,可以辅助诊断。但在术后,也应尽早地检查眼底,特别是早产儿患者。

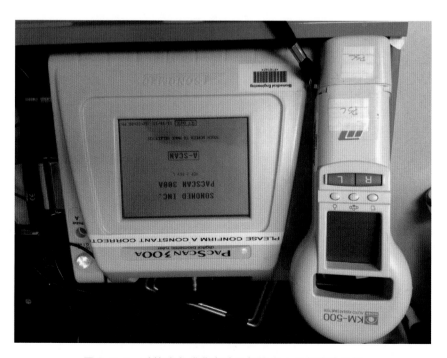

图 3-2-5　手持式角膜曲率计和便携式 A 型超声检查仪

5. 屈光状态的检测

全身麻醉满意后,还应进行检影验光,特别是单眼白内障患儿。健眼的屈光状态极其重要,医生可以据此选择患眼的人工晶状体,以减少术后屈光参差引起的弱视。1D 的屈光参差可以使弱视的发生率增加 6.5 倍。因此,要尽可能准确地获得患儿的屈光状态。另外,对于二期植入人工晶状体的患儿,全身麻醉后,也要进行双眼的检影验光,并和生物测量的结果对比,以更准确地选择人工晶状体。

第三节　手术前准备

一、术前沟通

儿童白内障术前要和家长做好充分的沟通,在当今的信息化社会,有些家长已经通过阅读科普读物或者网络上的文章获得了一些有关儿童白内障治疗的信息,可能会带着许多问题与医生交流。因此,医生要耐心细致地解释。在告知病情的基础上,帮助家长建立合理的期望值。首先,要让患儿家长了解手术时机对患儿视功能恢复的意义。有些患儿来就诊的时候,可能已经错过了最好的时机,这会直接影响患儿的预后。其次,儿童白内障的手术只是治疗的第一步,患儿或多或少都合并弱视,术后视功能的重建还需要很长时间的弱视训练,需要家长配合进行定期的随访,随时调整训练方案,比如要进行定期的验光配镜、调整遮盖的时间及方法等。第三,儿童白内障术后是否需要一期植入人工晶状体的问题一直存在争议,有些家长会直接问到。医生应将一期植入人工晶状体的优缺点都告知家长,根据患儿的具体情况进行选择。还应让家长了解无晶状体眼的另两种矫正方法:框架眼镜及角膜接触镜,以及需要定期更换佩戴的问题。即使是一期植入人工晶状体的患儿,也可能仍然需要术后佩戴眼镜。另外,还要让家长了解儿童白内障术后常见的并发症,如半年内高发的后发障(一期未进行后囊撕开者)、视轴区混浊(一期进行后囊撕开及前部玻璃体切除者)、继发性青光眼等,这些均会再度危害患儿的视功能,都有可能需要再次手术,而且越早发现、越及时治疗,预后越好。总之,通过详细的术前沟通,应该使家长与医生共同合作,为患儿视功能的重建作出最大的努力。

二、术前眼部准备

儿童白内障术后眼内炎的发生率不及成人,但仍应注意眼部的术前准备。

1.术前

术前 1~3 天开始,患眼局部滴用广谱抗生素眼液,4~6 次/日,清洁结膜囊。手术前,用 0.1%聚维酮碘消毒以达到无菌状态。

2.剪睫毛

患儿多无法在术前合作剪除,可以在全麻醉后先剪除睫毛再行手术,或者使用眼科手术贴膜有效粘贴眼睑及睫毛,而无需剪除睫毛。

3.散瞳

术中瞳孔充分散大是手术顺利进行的关键,一般选用中等强度的短效散瞳剂,如复方托吡卡胺、去氧肾上腺素等。一般在手术前半小时用复方托吡卡胺点眼 3~4 次,灌注液中可加入 1:10 000 的肾上腺素以维持术中的散瞳效果。

(田　芳)

参考文献

1. M.E.Wilson et al.(eds). Pediatric Ophthalmology,Springer-Verlag Berlin Heidelberg 2009,Chapter 22:Pediatric Cataract:Preoperative Issues and Considerrations.

2. Lloyd IC,Goss-Sampson M,Jeffrey BG,et al(1992). Neonatal cataract:aetiology,pathogenesis and management. Eye 6;184-196.

3. Ceyhan D,Schnall BM,Breckenridge A,et al (2005). Risk factors for amblyopia in congenital anterior lens opacities. J AAPOS 9:527-532.

4. M. Edward Wilson Jr.,Rupal H.Trivedi,Suresh K. Pandey. Section VII: Functional Issues in Pediatric Cataract Surgery-Technique,Complications,and Management. Lippincott Williams & Wilkins,2005.

5. 李丽红,刘虎,钱犁等.儿童眼病筛查.北京:科学出版社,2011.

第四章

小儿白内障手术麻醉

小儿具有与成人不同的解剖生理特点,并且在生长发育的各个阶段,其解剖、生理方面也有明显差别,即使同年龄组也存在个体差异。因此,小儿麻醉与成人麻醉的处理存在很多不同之处。

第一节　小儿白内障手术麻醉特点

先天性白内障是胎儿发育过程中晶状体发育障碍所导致的晶状体混浊,一旦发现应尽早手术治疗,否则会影响视力发育。由于多种遗传病或系统性疾病也伴发先天性白内障,所以,应注意患儿是否并存其他系统疾病。

小儿眼科手术区域狭窄,操作精细,还要提供绝对静止的手术野,这就要求麻醉医师既要保证患儿术中制动,同时还要使眼球位置保持相对固定。在术中,麻醉维持一定深度,可避免咳嗽和躁动,防止眼内压升高。小儿白内障手术麻醉应满足以下要求:确保足够镇痛,保持眼球固定,减少术野渗血,预防眼内压(IOP)升高,避免眼心反射。同时,还应注意眼科用药和麻醉药之间的相互作用,麻醉复苏要平稳,术后给予镇吐、止咳处理。由于麻醉医师在术中远离患儿头部,给呼吸管理带来一定困难。因此,小儿眼科手术大部分需在全身麻醉下完成。麻醉诱导要力求平稳,不使用增高 IOP 的药物,如琥珀胆碱。在手术过程中,要防止患儿突然体动,或 IOP 突然上升而损伤眼内组织,麻醉要保持一定深度,同时必须注意气道管理。手术结束时,应在患儿自主呼吸恢复良好的条件下,行"深"麻醉下拔管。

麻醉引起 IOP 增高的因素有:咳嗽、呕吐、置入喉镜、气管插管或喉罩时的反应,以及去极化肌松药琥珀胆碱的应用。使 IOP 降低的因素有:大多数中枢神经系统抑制剂、静脉麻醉药、吸入麻醉药、神经安定类药和非去极化肌松药、球后神经阻滞、低温、头高位等。氯胺酮对 IOP 的作用尚有争议,有报道肌注 5mg/kg 氯胺酮即可引起眼球震颤及眼睑痉挛,升高 IOP。因此,氯胺酮在小儿眼科手术中的使用有其局限性。最近的研究显示,术前应用地西泮及哌替啶后,再肌注氯胺酮并不升高 IOP。

第二节 小儿白内障手术麻醉相关解剖与生理

一、呼吸系统

1.解剖特点

(1)**头、颈**:婴幼儿头大颈短,颈部肌肉发育不全,易发生上呼吸道梗阻。

(2)**鼻**:鼻腔狭窄,鼻咽腔淋巴组织丰富,腺样体增殖,6 个月内婴幼儿主要经鼻呼吸,鼻腔易被分泌物、血液、黏膜水肿或不适宜的面罩阻塞,易发生上呼吸道梗阻。

(3)**舌、咽**:婴幼儿口小、舌大,咽部相对狭小及垂直。

(4)**喉**:婴幼儿喉头位置较成人高,声门位于 C3~C4(成人 C4~C5)平面,气管插管困难,需将喉部向后压迫以利于暴露声门。喉部呈漏斗型(成人呈圆桶状),最狭窄部位在环状软骨平面。气管软骨、声带及黏膜柔软,易发生喉水肿。

(5)**气管**:气管短,直径小,分叉位置较高。3 岁以下小儿双侧主支气管与气管的成角基本相等,当气管导管插入过深时,误入左或右侧支气管的概率接近。

(6)**肺**:小儿肺组织发育尚未完善,肺泡数目少,单位体重的肺泡表面积为成人的 1/3,基础代谢率约为成人的 2 倍,功能残气量的氧储备低,耐受缺氧时间很短。

(7)**胸廓**:小儿胸廓相对狭小,呈桶状,肋间肌不发达,肋骨呈水平位。吸气时,胸廓张力小,呼吸主要靠膈肌上下运动,易受腹胀等因素影响。

(8)**纵隔**:小儿纵隔在胸腔占据较大空间,限制了吸气时肺扩张。因此,婴幼儿的呼吸储备较差。纵隔周围组织柔软而疏松,富于弹性,当胸腔内有积液、气胸和肺不张时,易引起纵隔内器官(气管、心脏及大血管)移位。

2.生理特点

小儿每千克体重的肺泡通气量和耗氧量是成人的 2 倍。肺泡通气量与功能残气量

(FRC)之比为5:1(而成人为3:2),亦即肺内氧储备少,但耗氧量高。新生儿耗氧量较成人高2~3倍,特别在1~2岁时最高,故对缺氧的耐受能力远不及成人,一旦供氧减少,就会迅速出现低氧血症。由于FRC少,吸入麻醉诱导及苏醒均较快。新生儿血红蛋白(Hb)约180~200g/L,出生时胎儿血红蛋白(fetal hemoglobin, HbF)占75%~84%,3~6个月逐步减少至正常水平。因HbF与O_2亲和力强,2,3-DPG含量少,故氧解离曲线左移,向组织释放O_2量较少,血气分析显示PaO_2稍偏低,HCO_2^-低,有轻度呼吸性碱中毒及代谢性酸中毒趋势。

呼吸中枢发育不完善,呼吸运动调节功能较差,易出现呼吸节律不齐、间歇呼吸及呼吸暂停等,尤以新生儿明显。年龄越小,呼吸频率越快。不同年龄的小儿正常呼吸频率见表4-1。

表4-1

不同年龄的小儿正常呼吸频率

年龄	0~24小时	1~7天	8~30天	3~12个月	1~3岁	3~5岁	8~12岁	12~16岁
呼吸(次/分)	40~50	30~50	30~50	25~35	25~35	25~30	20~25	16~25

婴幼儿呼吸肌发育不全、力量弱,任何原因造成的呼吸做功增加都可引起呼吸肌早期疲劳,导致呼吸暂停、二氧化碳蓄积和呼吸衰竭。

小儿潮气量为6~8mL/kg,年龄愈小,潮气量愈小。由于小儿的潮气量小,无效腔量的轻微增加即可影响小儿的气体交换。

二、循环系统

新生儿出生后,由于卵圆孔和动脉导管功能上的闭合,左心室做功明显增加,6周后才开始逐渐达到正常水平。所以,出生后短时间内左心处于超负荷状态,先天性心脏病患儿在此期间手术麻醉死亡率高。小儿麻醉期间心率波动范围大,虽然能较好地耐受心率增快,但仍有一定限度,心率过快使心肌耗氧量增加,甚至导致心衰。反之,心动过缓将会直接导致心排出量(CO)降低,在婴幼儿,心率<100~120次/分即属心动过缓,表明心肌受抑制。

婴幼儿代谢快,氧耗量高,为满足需要,就要增加心排出量,而婴幼儿每搏量相对固定,增加心排出量的唯一有效途径是增加心率,所以婴幼儿心率较快。在麻醉期间婴幼儿心动过缓比心动过速更危险,如发现心动过缓,应注意有无缺氧、迷走神经反射或麻醉过深,及时调整麻醉深度及查找原因,纠正缺氧和给予阿托品治疗,必要时暂停手术。

喉镜检查、气管插管、眼科手术等导致的显著心动过缓与迷走神经张力增加有关。

由延髓血管运动中枢和心脏抑制、兴奋神经单位形成的调节血压和心率的反射弧，虽在新生儿出生后已初具功能，但其代偿能力常不充分，如咽喉反射引起的呼吸停止及心率减慢持续时间稍久，即可因中枢缺氧而不能启动呼吸，甚至导致心脏停搏，突然死亡。所有吸入麻醉药及静脉麻醉药对心血管均有抑制作用，因此很容易出现血压下降。出生后的低氧血症可使肺动脉阻力增加，有使动脉导管和卵圆孔重新开放、恢复胎儿循环的危险。

小儿血压按年龄计算公式为：年龄×2+8=收缩压，此值的 1/3~2/3 为舒张压。小儿各年龄段心率、血压的正常值见表 4-2。

表 4-2

小儿各年龄段心率、血压的正常值

年龄	心率（bpm）	血压（mmHg）	
		收缩压	舒张压
早产儿	150±20	50±3	30±3
足月新生儿	133±18	67±3	42±3
6 个月	120±20	89±29	60±10
12 个月	120±20	96±30	66±25
2 岁	105±25	99±25	64±25
5 岁	90±10	94±14	55±9
12 岁	70±17	109±16	58±9

三、神经系统

小儿脑氧代谢率（$CMRO_2$）明显高于成人，任何原因所致的氧供不足，均易造成脑缺氧。小儿脑血流的自动调节范围也低于成人，麻醉中脑血流量（CBF）易受血压剧烈波动的影响。小儿出生时，神经细胞总数只有正常的 1/4，1 岁时，大脑皮质及脑干接近发育完全。而神经元髓鞘的形成及树突的完善过程要持续到 3 岁，所以，婴儿常具有各种原始反射。自主神经发育相对较好，出生时支配心血管的副交感神经功能发育已经完成，而交感神经则需到出生后 4~6 个月。维持血压和心率的压力反射及延髓血管运动中枢（加压和减压），在出生时已具有功能，但未成熟，在麻醉状态下易受抑制。新生儿出生时，血-脑屏障未发育成熟，再加上脑血流丰富，许多药物在婴幼儿脑内浓度较成人高。

四、肾脏生理

新生儿肾小球滤过率(GFR)低于成人,足月儿出生后 GFR 迅速增加,而早产儿 GFR 低且增速缓慢,可能与血管阻力大、滤过面积小和超滤压低等有关。由于 GFR、肾血流(RBF)低,对水的排除能力受限。婴儿尿浓缩能力有限,尿液最大渗透压只能达到700mmol/L。因此,在禁水时,婴儿保存血管内容量的能力较差。

五、体温调节

小儿体表面积相对较大,产热不足,容易散热。寒冷环境导致氧耗增加。体温下降到35℃以下时,除对中枢神经系统及心血管的直接抑制外,还可因外周血管收缩,影响组织氧供,导致细胞缺氧,发生代谢性酸中毒、硬肿症、呼吸抑制,甚至由于增加肺动脉阻力导致胎儿循环恢复,加重低氧血症。低体温对静脉及吸入麻醉药的药动学及药效学均有影响,可使吸入麻醉药最低肺泡有效浓度(MAC)降低,组织可溶性增加,非去极化肌松药用量减少,作用时间延长。所以,小婴儿手术中保温极为重要。6 个月以上小儿代谢旺盛,若手术室温度偏高,再加上覆盖敷料,体温容易升高而引发高热。

第三节　麻醉前准备与麻醉前用药

一、麻醉前检查及评估

1. 中枢神经系统

主要评估并存疾病的严重程度及对麻醉的影响。

慢性癫痫病的儿童在择期手术前数周应测定血中抗癫痫药物浓度以评估其治疗安全范围,抗癫痫药物应按时服用至手术前 1~2 小时,并有足够长的半衰期来保证术中足够的药物浓度,术后尽快恢复使用。麻醉医师应掌握此类药物与麻醉药之间的相互作用。容易诱发癫痫的麻醉药物主要有氯胺酮、恩氟烷、依托咪酯。由于肝脏微粒体酶的催化作用,抗癫痫药苯妥英钠和卡马西平会使非去极化肌松药的剂量增加。

脑性瘫痪(脑瘫)被定义为非进行性运动障碍。临床表现多样,轻者表现为轻度下肢痉挛但认知功能正常,重度表现为痉挛性麻痹和明显的智力发育迟缓。严重的患儿通常伴有呼吸系统功能异常,延髓的功能障碍导致正常的呼吸道保护性反射(如咳嗽、呕吐等)消失,而致慢性误吸、反复发作的肺炎、反应性气道疾病和肺实质损害。智力低下和脑瘫的小儿,咽部不协调,处理分泌物困难,胃食管反流常导致麻醉诱导时发生误吸。严重脑瘫患儿还表现为功能残气量减少,氧饱和度低于正常。这类患儿的阿片类药物及麻醉药的用量比正常儿童预期的要小。

2. 心血管系统

应详细了解病史和详细进行体格检查,检查心电图和超声心动图、血细胞比容、基础状态下的血氧饱和度水平、胸片等。对患有先天性心脏病患儿,首先要确定手术疾病与先天性心脏病哪一个是威胁生命或影响生活质量的主要问题。决定手术之前,对疾病需要先行治疗,要明确先天性心脏病的类型和心功能受损程度,根据其身体状况评估目前是否处于接受麻醉手术治疗的最佳时机,评估心脏功能及代偿情况。麻醉医师术前应请心脏病专家会诊,并做好应对心脏突发事件的准备。术后,还要加强监测及治疗。

3. 呼吸系统

术前对气道的评估非常重要。应了解有无张口受限情况,是否存在呼吸道感染,能否安睡或平卧,是否存在打鼾或憋醒现象,从而评估有无困难气道的存在,以便制定合适的麻醉方案,降低因围术期并发症及气道不畅而导致的死亡率增加。

上呼吸道感染使小儿呼吸道敏感,麻醉时,容易发生喉痉挛、支气管痉挛及低氧血症,应尽可能避免在此期间进行麻醉。通常对近期开始出现发热、咳嗽、鼻炎、咽炎的患儿,应考虑推迟手术。

哮喘并应用支气管扩张药治疗者,术前应用支气管扩张药,或近期接受过类固醇激素治疗的哮喘患儿,围术期激素治疗需要加大剂量。术前 1~2 天开始短期的激素治疗对患儿有利,气管插管前充分表面麻醉,诱导力求平稳。术中选用有支气管扩张作用的麻醉剂,如氯胺酮或(和)七氟烷。术后加强监测,哮喘发作时,给予支气管扩张药雾化吸入,必要时,行呼吸支持。患有慢性肺部疾病的患儿,选择性手术至少延期 2 周,至术前心肺功能最佳状态。

对气道高反应性疾病患儿,麻醉医师应权衡气管插管的需求与支气管痉挛风险性增加之间的关系,喉罩可能是一种合理的选择,它可明显降低哮喘的发生率,但缺点是未完全隔离气道和食管。气管插管是气道管理最安全的方法,术后应在较深麻醉状态下拔管,避免苏醒过程中支气管痉挛的发生。并存慢性呼吸功能低下或哮喘的手术患儿,应进行动脉血气和肺功能检查,呼气峰值流速达正常值的 80%~100% 为正常,小于 50% 者应推迟手术。

4. 消化系统

胃食管反流可发生于看似正常的婴儿,进食后出现呕吐,常有下呼吸道感染病史、小气道病变史、喘息或食管炎可帮助诊断。在发育迟缓的儿童中,胃食管反流很常见,麻醉时,增加了呕吐误吸的危险,这类患儿均应被视作"饱胃"。

5. 泌尿系统

肾衰竭在儿童中不多见,慢性肾衰竭的治疗常用腹膜透析或血液透析。如果存在严重的电解质紊乱,术前即需要纠正或进行透析治疗。

6. 血液系统

出生后 3~6 个月 Hb 可降至 90~100g/L,此为生理性贫血。切记,在 Hb 低于 50 g/L时,即使缺氧也不会出现肢端与口唇发绀。

此外,还应熟悉小儿不同年龄各种实验室检查的正常值和影像学检查结果的意义,以判断有无异常。了解手术方式、主要操作步骤及其对麻醉管理的要求。

二、麻醉前准备

1. 麻醉前禁食

小儿食管短,括约肌发育不成熟,屏障作用差,咽喉反射不健全,在麻醉状态下容易发生反流和误吸。择期手术饱食者,应在进食 6 小时后手术。急诊手术由于各种原因胃饱满者,首先考虑在非全身麻醉下手术;必须立即在全身麻醉下手术者,处理的基本原则是尽量排空消化道内容物和保护好呼吸道。诱导行快速插管时,取头高位,面罩通气压力适当减小,并由助手压迫环状软骨,避免过多气体进入胃内使胃内压增加及防止胃内容物反流。对重症婴幼儿,充分表面麻醉下行清醒气管内插管后进行麻醉,较为稳妥。

小儿麻醉前既要保持胃排空,又要尽可能缩短禁食、禁水时间,所以,必须取得患儿家长的理解与合作,在规定时限内按时禁食与禁水。因小儿代谢旺盛,体液丧失较快,禁食、禁水时间稍长,容易造成脱水和代谢性酸中毒。禁食、禁水前,尽量按时喂奶或糖水,以免脱水。万一手术延迟,应补充饮水或静脉输液。婴幼儿麻醉前禁食、禁水时间见表 4-3(2009 年中华医学会麻醉学分会儿科麻醉学组)。

2. 麻醉前用药

小儿心理发育不成熟,0~6 个月尚不知恐惧,麻醉前不需镇静。常用的麻醉前用药

表 4-3

我国小儿术前禁食、禁饮时间建议(h)

摄入种类	禁食时间
清饮料	2
母乳	4
配方奶	6
牛奶	6
固体食物	8

有苯并二氮䓬类药物(benzodiazepines),这类药均具有镇静、催眠、抗焦虑、抗惊厥及中枢性肌肉松弛作用,有顺行性遗忘作用。其镇静、催眠作用呈剂量依赖性,但个体差异很大。对局麻药的毒性反应有一定的预防和治疗效果。对呼吸和循环影响轻微,但剂量过大或静脉注射速度过快,可引起明显的呼吸、循环抑制作用。咪达唑仑是比较理想的手术前用药,其顺行性遗忘作用可降低术后行为障碍,可口服、经鼻或经静脉注射或直肠给药,但不能用于新生儿。咪达唑仑很少引起过度兴奋反应,但仍有其可能性,对离开父母不能合作的患儿,不宜采用咪达唑仑。应用咪达唑仑需要脉搏血氧饱和度监测。

(1)**口服**:咪达唑仑 0.5~0.7mg/kg 口服,5~10min 即可出现临床镇静作用,15~30min 达高峰,到 45min 大多数儿童镇静作用消失。也有研究显示低至 0.25mg/kg 的咪达唑仑就能起到可靠的术前抗焦虑作用。咪达唑仑口服作为术前药的优点为:①口服 30 min 后,小儿处于愉快合作状态,80%小儿可任意离开父母,并同意接受监测装置和麻醉面罩,不再出现恐惧现象。如果将咪达唑仑剂量增至 0.75 mg/kg,91%小儿于麻醉诱导期不再出现哭泣或挣扎。②口服咪达唑仑一般不造成苏醒延迟。若将咪达唑仑和阿托品(0.02 mg/kg)混合液伴以樱桃汁或冰水口服,可显著改善小儿的适口性。③口服咪达唑仑能很好地防止先天性心脏病小儿因哭泣和激动带来的危险性,多数该类小儿的血氧饱和度得到改善。④会厌或喉乳头状赘生物,可在小儿哭泣时,阻塞气道。术前药不宜应用咪达唑仑,因小儿一旦呼吸抑制,无法施行面罩辅助呼吸。

(2)**经鼻**:咪达唑仑经鼻给药可通过滴鼻剂或喷剂的形式使用,用量 0.2~0.3mg/kg,小于口服剂量,抗焦虑作用可靠。口服咪达唑仑用药 15 min 后,可再经鼻用药以加强效果,但使用后鼻腔有不愉快的烧灼感。经鼻的咪达唑仑给药,其血药浓度要高于口服给药,有时还会出现呼吸抑制。

(3)**静脉**:如果术前已行静脉输液,可自静脉注射咪达唑仑,起效时间为 2~3min,随后达到峰值镇静效果。剂量为 0.05mg/kg。

(4)**直肠**：3岁以下儿童可采取此方法，0.5~1.0mg/kg 即可产生和经鼻或口服相当的抗焦虑作用。可将静脉制剂用水稀释后注入直肠。巴比妥类药除经直肠给药外已很少使用。氯胺酮可口服或直肠用药，5mg/kg 即可在 20min 内产生可靠的镇静及分离效果。优点在于对呼吸抑制小，可降低麻醉药物的用量，也有镇痛和遗忘作用。缺点包括增加分泌物，增加术后呕吐发生率，可能有不良的心理作用（如谵妄、幻觉、噩梦及烦躁）。至今尚未发现氯胺酮作为术前用药比咪达唑仑有何优点，但在使用咪达唑仑后，儿童出现烦躁或疼痛时，辅助氯胺酮易于使儿童平静。

抗胆碱能药物以阿托品最为常用。其目的主要是为了减轻迷走神经反射及保持呼吸道干燥。术中心率增快的患儿避免使用，可用东莨菪碱或长托宁。

非注射给药的缺点是无标准配方，药液需自行配制，给药还需小儿配合，给药过程中还会有药物损失，导致很难确定准确的剂量和起效时间。目前，临床试用效果比较满意的药物混合液配方为：每毫升含氯胺酮 25mg、咪达唑仑 2.5mg、阿托品 0.15mg，再加调味剂制成口服混合液，小儿比较容易接受，用量 0.2mL/kg。常用麻醉前药物及剂量见表 4-4。

3. 麻醉选择

由于小儿不能合作，以应用全身麻醉最为普遍。

表 4-4

小儿麻醉前用药和剂量

药名	用法	剂量（mg/kg）
阿托品	肌肉注射	0.02（最小 0.01mg）
东莨菪碱	肌肉注射	0.006~0.01
长托宁	肌肉注射	0.01~0.02
咪达唑仑	口服	0.5（新生儿不用）
	肌肉注射	0.2（新生儿不用）
吗啡	肌肉注射	0.1~0.2
哌替啶	肌肉注射	1.0~2.0
芬太尼	肌肉注射	0.001~0.002
氯胺酮	口服	6.0~10.0
	肌肉注射	3.0~6.0
氟哌利多	肌肉注射	0.075

第四节　常用麻醉方法及麻醉药物

一、局部麻醉

局部麻醉在小儿眼科手术中有一定的应用范围,但须与基础麻醉复合应用。

1.局麻药分类

所有局麻药物都具有相似的分子结构,即芳香基-中间链-胺基,根据中间链的不同,可以将局麻药分为两大类:①酯类局麻药,如普鲁卡因、氯普鲁卡因、丁卡因;②酰胺类局麻药,如利多卡因、丁哌卡因、罗哌卡因。

两类药物之间由于中间链的不同而具有不同的特点,两者的代谢方式完全不同,酯类药物在血浆内代谢,酰胺类药物在肝内代谢。由于酯类药物可以形成半抗原,因此在体内会引起变态反应,而酰胺类药物不形成半抗原,所以很少引起变态反应。

2.常用局麻药

(1)盐酸奥布卡因:化学名称 2-(二乙胺基)乙基-4-氨基-3-丁氧基苯甲酸酯盐酸盐,用于眼科领域的表面麻醉。一般成人 1~4 滴滴眼,可根据年龄、体质适当增减。麻醉效果显效时间平均 16 秒,麻醉持续时间平均为 13 分 51 秒。频繁使用可能引发角膜损伤等不良反应。

(2)盐酸丙美卡因:用于眼科表面麻醉,1~2 滴/5~10 分钟,3~5 次可完成白内障摘除术。甲状腺功能亢进或心脏病患者慎用。

(3)丁卡因:是一种长效局麻药,起效时间需 10~15min,时效可达 3h 以上。眼科常以 1%等渗液作角膜表面麻醉。一次用量为 0.6~0.9mg/kg。

(4)氯普鲁卡因:毒性低,起效短,只需 6~12min,时效为 30~60min。1%溶液可用于局部浸润麻醉,一次最大剂量为 12mg/kg。加用肾上腺素后,则时效可达 30min。氯普鲁卡因不适于表面麻醉。

(5)利多卡因:利多卡因为氨酰基酰胺类中效局麻药。具有起效快,弥散广,穿透性强,无明显扩张血管等。表面麻醉可用 4%溶液(幼儿则用 2%溶液),用量不超过 6mg/kg,起效时间为 5min,时效可维持 15~30min。0.5%~1.0%溶液用于局部浸润麻醉,时效可达 60~120min, 依其是否加用肾上腺素而定。神经阻滞则用 1%~1.5%溶液, 起效需 10~

20min,其时效可维持 120~240min。

(6)丁哌卡因(布比卡因):丁哌卡因的镇痛作用时间比利多卡因长 2~3 倍,比丁卡因长 25%。对丁哌卡因是否加用肾上腺素问题,有过争论。但近来认为,加用肾上腺素可进一步提高麻醉效能,降低血内浓度。临床常用浓度为 0.25%~0.75%溶液,安全剂量为 2~3.5mg/kg,0.25%~0.5%溶液适用于神经阻滞麻醉。

(7)局麻药联合应用:一种长效但起效慢的药物,如丁哌卡因和另外一种快速起效但短效的药物如利多卡因混合,混合液中药物的毒性是相加的。因此,在使用混合液时,应注意潜在的协同增强毒性。在眼科阻滞中,由于使用的混合药物的总量很少,这种风险可以忽略。目前,经常使用的是利多卡因和丁哌卡因的混合液,它们混合在一起的安全性是可信的。

3.局麻药的不良反应

(1)中毒反应:当局麻药吸收后,其在血液中的浓度超过了机体所能耐受的能力时,即可发生中毒反应。局麻用药过量、浓度过高及在血管丰富区注药时,可使药液吸收过快或不慎将局麻药注入血管内,这些都是引起中毒反应的常见原因。中毒反应主要表现在中枢神经系统和心血管系统。前者的主要症状为兴奋、不安、肌肉震颤、惊厥,随即进入抑制状态,呼吸停止,血压下降和昏迷。后者为局麻药对心脏及血管平滑肌的抑制作用。此外,局麻药尚能直接扩张血管,使血压下降,并能抑制心肌收缩力及心脏传导系统,最终使循环衰竭,心脏停搏。注射局麻药时,注意观察有无中枢神经与心血管中毒反应,一旦发现患儿出现烦躁不安或中枢神经抑制,应立即停止注药。用局麻药的原则是采用最低有效剂量、最低药物浓度,加入适量肾上腺素以延缓药物吸收。行局部麻醉时,一旦出现中毒反应,抢救原则是及时行氧治疗防止脑缺氧,用去甲肾上腺素或盐酸麻黄碱等升高血压;呼吸抑制时,行机械辅助或控制呼吸。同时静脉注射咪达唑仑 0.05~0.08 mg/kg。

当用很小剂量局麻药即发生上述中毒反应者,为高敏反应,又名特异质反应。一旦出现,除立即停止用药外,应按中毒反应出现的症状,刻不容缓地进行紧急救治。

(2)过敏反应:一般过敏反应常见症状有荨麻疹、丘疹、皮肤发痒、支气管痉挛和低血压等。轻度过敏反应,停用局麻药后或给抗过敏药物治疗后,症状可很快消失。对有低血压者可给予麻黄碱或去甲肾上腺素升高血压。对呼吸抑制者,应行氧治疗及人工呼吸。对剧烈发痒和出现荨麻疹者,应给氯苯那敏或其他抗过敏药治疗。最严重的过敏反应为过敏性休克,常在注射局麻药后数秒内出现,表现为憋气、胸闷、呼吸困难、发绀、头晕、面色苍白、血压下降、脉搏细弱、四肢冰凉,甚至昏迷、惊厥而死亡。出现这种情况时,需紧急抢救。

局麻药中加入肾上腺素过量引发的反应,必须与局麻药引起的心血管反应相鉴别。肾上腺素过量的反应可表现面色苍白、心悸、烦躁不安、头疼、血压升高。预防措施是严格限制局麻药中肾上腺素浓度,一般以 1:200 000 为宜。一旦出现不良反应症状,应立即停药,一般可于 10~15min 内症状逐渐消失。症状严重者,可用酚妥拉明 5~10mg 静脉注射。

4.白内障手术常用局麻方法

(1)**表面麻醉**:向结膜囊内滴入局麻药可阻断所有的神经末梢,达到麻醉的效果。这是眼科常用的麻醉方法。常用的表面麻醉药包括盐酸奥布卡因、盐酸丙美卡因、丁卡因、利多卡因等。利多卡因可使局部血管扩张,使局部轻度充血。丁卡因不影响瞳孔及眼内压,适用于测量眼内压,去除角膜或结膜异物,以及拆除结膜和巩膜的缝线等。

(2)**局部浸润麻醉**:将局麻药注入手术区周围的各层组织,以阻断该处全部神经末梢。常用于眼睑、结膜、泪器、眼外肌、角膜、巩膜、虹膜手术的麻醉,加用 0.1% 的肾上腺素可减轻出血,延长作用的时间。在手术区下方的组织进行局部浸润麻醉,可阻断进入该区域的神经干和末梢,称为区域阻滞。

(3)**神经阻滞麻醉**:神经阻滞麻醉即阻滞手术区域神经干传导的麻醉。眼科常用的神经阻滞麻醉包括眶下神经阻滞、筛前神经阻滞、眶上神经阻滞、球后神经阻滞、球旁神经阻滞等。神经阻滞麻醉的特点是用药量少,有利于不宜进行全麻的危重患儿进行范围较大的手术,也可用于炎症区域的手术。白内障摘除晶体植入手术可以应用区域阻滞麻醉在门诊进行,如果需要可以给予轻度镇静。对于麻醉药物的选择,取决于手术的需要。

二、全身麻醉

(一)吸入麻醉

1. 小儿吸入麻醉药药理特点

肺泡最低有效浓度(MAC)因年龄而改变,一般新生儿、早产儿的 MAC 随月龄增加而增大,1~6 个月最高。此后,随年龄增长 MAC 逐渐下降,每 10 岁约下降 6%。小儿吸入全麻诱导及苏醒均快,其原因与下列因素有关:①肺泡通气量与功能残气量的比值较大;②小儿心排出量大部分分布到血管丰富的组织,包括脑、肾、内脏及内分泌腺等;

③小儿血/气分配系数较成人低。基于上述原因,新生儿达到与成人相等的脑内麻醉药水平,所需时间仅为成人的1/4。

2. 吸入全身麻醉的方法

七氟烷是新型吸入麻醉药,MAC为2.05,麻醉效能强。七氟烷可抑制脑干网状结构的神经元活动,且与剂量相关。七氟烷麻醉过深可引起全身痉挛,但较恩氟烷弱。七氟烷轻微增高颅内压,降低脑灌注压。抑制心肌收缩力与剂量相关,吸入2%~4%七氟烷可使心排出量减少。阻力血管扩张,血压下降。其对心率影响不明显。七氟烷对呼吸道无刺激性,随麻醉加深呼吸抑制加重。松弛气管平滑肌,可用于哮喘患儿麻醉。对肝脏损害小。有一定的肌松作用,并能增强和延长非去极化肌松药的作用,其作用强度大于恩氟烷和异氟烷。

(1)**麻醉诱导**:①面罩吸入诱导,其原理是由于七氟烷的无刺激性香味,明显增加了其在吸入诱导中的应用。吸入8%七氟烷的患儿可在1分钟左右迅速入睡,小于6个月的婴儿MAC小,且循环容量容易受抑制,如无特殊需要不必追求此高速度。对已进入基础麻醉状态的患儿,亦可直接吸入刺激性较小的麻醉剂诱导。②静脉诱导:等效剂量的各种短效静脉麻醉药和肌松药皆可用于诱导,加用芬太尼类(如芬太尼2μg/kg)可减轻插管应激反应。一般先开放静脉,缓慢静脉注射诱导药,入睡后,静脉注入短效肌松药,选择合适的面罩给氧去氮后,插管。面罩正压吸氧时,要注意保持呼吸道通畅。③肌肉注射诱导:对不能合作的患儿,用通常的方法诱导时,可肌肉注射氯胺酮5~8mg/kg,入睡后,再用其他麻醉药诱导插管及维持。

(2)**麻醉维持**:近年来低流量和紧闭循环式麻醉在患儿麻醉中的应用越来越普遍,有定容和定压两种通气模式。①定容法:设置潮气量为7~10mL/kg,呼吸次数可略少于正常,婴儿、新生儿为20~30次/分。开机后,在保持气道压≤2kPa的前提下,通过调整使PETCO_2保持在35~40mmHg。PETCO_2<35mmHg表明通气过度,应减少呼吸次数;PETCO_2>45mmHg,表明通气不足,应增加呼吸次数。如气道压明显低于2kPa,且呼吸次数已在正常范围,则应增加潮气量。②定压法:设置气道压≤2kPa,呼吸次数参照正常值,开机后根据PETCO_2判断,通气过度,减少呼吸次数,通气不足,增加呼吸次数,直至PETCO_2稳定在40mmHg左右。

(3)**麻醉用药**:可用一种或数种吸入麻醉剂复合吸入,或吸入麻醉剂与静脉麻醉药复合。

(二)静脉麻醉及静脉复合麻醉

1. 氯胺酮静脉麻醉

氯胺酮静脉麻醉时,边缘系统兴奋,丘脑抑制,两者功能分离,这种选择性兴奋和抑制作用称为分离麻醉。氯胺酮增加脑血流可使颅内压和脑脊液压升高。氯胺酮还可使眼压升高,15min 达峰值,30min 后恢复到给药前水平。因此,青光眼患儿不宜用氯胺酮。由于其强效的镇痛和麻醉作用,已成为患儿最常用的静脉麻醉药之一。氯胺酮对呼吸有短暂的抑制作用,一般多能自行恢复,不需做辅助呼吸。剂量过大、注速过快时,可出现一过性呼吸暂停,若辅用麻醉性镇痛药可造成呼吸暂停,应行辅助呼吸或人工呼吸。

氯胺酮有支气管平滑肌松弛作用,因此,可用于哮喘持续状态的治疗。氯胺酮麻醉时,肺顺应性增加,呼吸道阻力降低,支气管痉挛缓解。氯胺酮麻醉后,唾液分泌增多,小儿尤为明显。麻醉时,咽喉部保护性反射存在,但仍有误吸的可能。

氯胺酮可静脉注射、肌肉注射和口服,后两种方法多用于术前给药。氯胺酮适用于患儿诱导、各种短小的体表手术及诊断性检查,可与其他麻醉药复合应用于创伤刺激较强手术的麻醉维持。麻醉前,需用抗胆碱能药物抑制呼吸道分泌。年长儿应用苯并二氮䓬类药物,以减少麻醉后的噩梦、幻觉等精神症状。精神分裂症、血压高、颅内高压的患儿禁用。

肌肉注射主要用于小儿基础麻醉,剂量为 4~8mg/kg,1~5min 起效,持续 15~30min,追加剂量减半。静脉注射剂量为 1~2mg/kg,1~2min 起效,持续 5~15min,追加剂量为 0.5~1mg/kg。静脉输注 0.1%氯胺酮液(5%葡萄糖液 100mL+氯胺酮 100mg)可用于麻醉维持。

用药后,血压上升,心率增快。有时出现与手术刺激无关的无意识体动,肌张力增强。剂量偏大或注药速度过快时,可出现呼吸抑制,要做好吸氧和辅助通气的准备。单独应用氯胺酮时,苏醒时常有精神异常兴奋现象,如哭闹、躁动、呕吐等,可给予适量镇静剂。但对术前已有眼内压明显升高的患儿,则不宜采用氯胺酮麻醉。

2. 丙泊酚静脉麻醉

丙泊酚对中枢的作用主要是催眠、镇静和遗忘,还能达到短时间镇痛。麻醉诱导迅速,经过平稳,无肌肉不自主活动。静脉注射 2.5mg/kg,30~60s 起效,可持续 10min 左右。丙泊酚有抗惊厥作用,可用于癫痫发作。丙泊酚可降低颅内压,具有脑保护作用。丙泊酚可降低眼内压,适用于眼科手术麻醉诱导和维持。临床剂量的丙泊酚对循环系统有明显的抑制作用,可使血压下降 20%~30%。血压下降与心排出量和外周血管阻力降低密切相关。丙泊酚对心率影响不大,可致心率稍快,但时间短暂。对呼吸有明显抑制作用,可使呼吸减浅、变慢,潮气量、分钟通气量和血氧饱和度均下降,但能很快恢复正常。也有25%~30%患儿出现呼吸暂停,若与阿片类药合用,出现呼吸暂停的概率增加,必要时需进行人工呼吸。丙泊酚能抑制咽喉反射,有利于气管插管和置入喉罩,很少发生喉痉挛。

丙泊酚诱导起效快,苏醒迅速,术后恶心、呕吐发生率低,使其在患儿麻醉、手术室外麻醉和ICU镇静中的应用日益增加。按体重计算患儿丙泊酚的诱导剂量较大,但存在个体差异,一般10~15岁的儿童为1.5~2mg/kg,3~9岁的儿童为2.5mg/kg,而3岁以下者则需3~3.5mg/kg。由于小儿静脉注射后,蓄积现象不明显,可反复静脉注射或静脉持续滴注用药。维持期的输注速率也较成人高,小儿年龄越小,按体重计算所需丙泊酚的剂量越大。

丙泊酚的副作用除与注射速度有关的呼吸、循环抑制外,与小儿关系密切的是注射痛,应选用粗大静脉,可用利多卡因0.1mg/kg给药前静脉注射,或与丙泊酚混合后静脉注射以缓解注射痛。丙泊酚最严重的不良反应是丙泊酚输注综合征,当静脉输注速度>4~5mg/(kg·h),持续48小时以上时,可能发生罕见的致死性的丙泊酚输注综合征。小儿多于成人,主要病理改变是高脂血症,最终死因是心力衰竭,早期临床征象是乳酸盐增多性酸中毒。

(周　芳)

参考文献

1. 庄心良,曾因明,陈伯銮.现代麻醉学.北京:人民卫生出版社,2011.

2. 陈煜,连庆泉.当代小儿麻醉学.北京:人民卫生出版社,2011.

3. 姚尚龙,等译.小儿麻醉学.北京:人民卫生出版社,2006.

4. 安刚.婴幼儿麻醉学.北京:人民卫生出版社,2002.

5. 诸葛万银,周芳,李文硕.实用眼科麻醉学.天津:天津科学技术出版社,2008.

6. 谢立信译.小儿眼科学.北京:人民卫生出版社,2009.

第五章

手术时机的选择

儿童白内障的手术指征是什么?什么时候是白内障手术的最佳时机? 什么是视觉发育的关键时期? 在不完全性白内障的情况下,白内障对视觉系统的影响是否已经到了需要牺牲天然晶状体调节功能的地步?这些都需要儿童白内障医师慎重考虑后,根据每个患者的具体情况,作出最佳的选择。

第一节　视觉发育

一、视觉发育的关键时期

20 世纪 60 年代,David Hubel 和 Torsten 在神经生物学对视觉系统的研究中首先描述了单眼外侧膝状体核和视觉皮质 4C 层组织,为眼优势小柱和高层次的双眼连接,负责双眼视差敏感。其后的进一步研究引导了三个很有影响的观点:第一,存在一个需要出生后有视觉体验的视觉发育关键时期 。第二,在这个关键时期剥夺视力不仅可以导致视皮质的改变,而且还存在一个关键时期,期间通过强制使用被剥夺视力眼可部分或完全逆转这些改变。更重要的是,视力康复的关键时期可以超出视觉发育的关键时期。第三,由弱视眼控制的视皮质区域不仅是空的,而且由于废用而缺乏连接,相对于正常眼的区域几乎萎缩。也就是说,视觉发育的关键时期是双眼竞争视觉皮质的空间。儿童单眼白内障曾被认为是"不可治的视力低下",而不建议治疗。20 世纪 80 年代,儿童眼科医生开始重视视觉发育的关键时期对单眼白内障的治疗和康复意义,并相继出现相关的临床报道。自此,先天性白内障导致的视力损伤不再是不可弥补的,而是可以治疗的。

二、视觉发育的关键时期与剥夺性弱视

近年来有许多关于视觉发育关键时期与剥夺性弱视的研究。根据 Birch 和 Stager 的研究资料,单眼先天性白内障有一个"潜伏期",持续到出生后 6 周,在此时期内治疗有助于达到满意的长期视力,而至 6 周后,推迟治疗将导致视力直线下降,视力下降的程度是年龄增加的双倍。根据 Birch 等人的研究,双眼视觉发育的关键时期是自出生至生后 14 周,拖延治疗时间会降低远期视力结果,每拖延 3 周,视力下降一行。在视觉发育关键的 14 周至 40 周,继续拖延治疗对视力的进一步影响将很小。

三、视觉康复的关键时期

1 岁以下婴儿可通过强迫选择优先注视及视觉诱发电位来测量视力。这样不仅可以临床观察手术后的视力提高与视觉发育关键时期的关系,而且还可以通过评估婴幼儿期视力的进展来确定光学矫正和遮盖治疗对弱视治疗的作用。Birch 的研究显示,单眼先天性白内障术后早期(2~7 周)光学矫正和遮盖治疗组视力迅速恢复,可以达到正常对照组的 0.3logMAR;而 2~8 月开始光学矫正和遮盖治疗的儿童,视力进展缓慢且最终只达到低于正常对照组的 0.8logMAR。Birch 的这些结果还显示,通过强迫选择优先注视测得的 2 岁视力,可以推断日后的 5 岁视力。

四、双眼间的竞争视觉发育关键时期

根据目前发表的资料设想,生后 6 周内存在双眼竞争视皮层的"潜伏期"。先天性白内障手术如果在出生后的前几周内进行,不论是单眼还是双眼,强迫选择优先注视,视力将相近。如果手术拖延超过潜伏期,那么,单眼白内障术后的视力缺陷较双眼白内障更加严重。对比敏感度亦然。

婴幼儿期的视觉剥夺不仅影响视力而且会改变双眼视功能、眼球运动功能、阅读及精细运动技能的发育。不论是单眼还是双眼,先天性白内障早期(6 周内)手术都有利于双眼视功能、阅读及精细运动技能的发育。

第二节 手术时机

通常儿童白内障的手术时机是由患儿的年龄和单双眼患病情况决定的。一般来说，年龄越小，越需要尽早手术，以避免弱视造成的严重视力损害。要达到最好视力结果的最佳手术时机，一般推荐为：先天性单眼白内障应在出生后4~6周，双眼白内障应于出生后10周内完成手术。出生30天后，婴儿对全身麻醉的危险性降低，眼球也略微增大，可以明显减少手术难度，减少继发性青光眼的发生，而且处于视觉发育的关键期。双眼白内障手术时间的间隔不应超过1到2周，且越接近越有利于减少双眼视力的差别。通常出生后4~6周做第一只眼，1周后完成第二只眼的手术。

年龄大些的患儿应根据其学习、生活环境来决定是否需要手术治疗。通常，双眼白内障，当视力低于20/50，或者单眼白内障在遮盖、使用眼镜矫正后，视力仍然达不到20/50，可以考虑手术。部分性白内障导致弱视性眼球增长也是应该考虑的因素。通常，晶状体混浊超过3mm时，对视力有显著影响（图5-2-1，图5-2-2）。另外，白内障的类型，如严重的核性白内障也可造成视力低下（图5-2-3）。一般来说，越靠近晶体中央及后极的混浊对视力影响的程度越大。红光反射是一个方便有效的检查手段。在不散瞳的情况下，当红光反射被阻挡占据大部分瞳孔时，白内障对视力有显著性影响（图5-2-4）。严重的白内障会导致医生看不到患儿的眼底或者无法检影，并出现斜视及眼球震颤。这些都是需要早期手术的指征。决定儿童白内障是否需要手术治疗没有一个固定模式，医师要

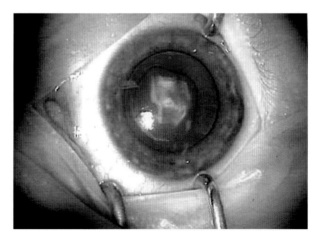

图 5-2-1 混浊超过 3mm 的先天性白内障

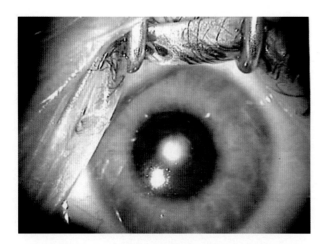

图 5-2-2　瞳孔区致密混浊的先天性白内障

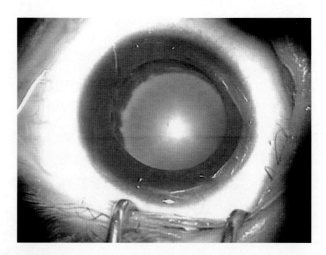

图 5-2-3　严重的核性先天性白内障

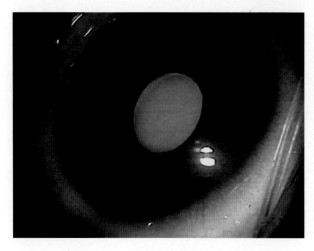

图 5-2-4　小瞳孔无法窥见红光发射

根据每个患儿的检查结果来作出最佳判断。

总之,手术时机的选择对于儿童白内障的治疗至关重要。它需要全面细致的眼科检查,包括合理的视力评估、眼位检查、裂隙灯检查及散瞳后的眼底检查,并根据白内障的严重程度,单、双眼患病,以及患儿的年龄来决定最佳手术时机。

(王晓红)

参考文献

1. Hubel DH. Exploration of the primary visual cortex, 1955–78. Nature, 1982, 299:515–524.

2. Wiesel TN. Postnatal development of the visual cortex and the influence of environment. Nature, 1982, 299: 583–591.

3. Birch EE, O'Connor AR. Critical Periods for Visual Development and the Timing of Congenital Cataract Surgery, In: Wilson ME, Trivedi RH, Pediatric Cataract Surgery: Techniques, Complications and Management. 2nd edition, Philadelphia, PA: Lippincott Williams & Wilkins, 2014: 48–56.

4. Helveston EM, Saunders RA, Ellis FD. Unilateral cataracts in children. Ophthalmic Surgery, 1980, 11: 102–108.

5. Frey T, Friendly D, Wyatt D. Re-evaluation of monocular cataracts in children. Am J Ophthalmol, 1973, 76: 381–388.

6. Hiles DA. Visual acuities of monocular IOL and non-IOL aphakic children. Ophthalmology, 1980, 87: 1296–1300.

7. Vaegan, Taylor D. Critical period for deprivation amblyopia in children. Trans Ophthalmol Soc UK, 1979, 99: 432–439.

8. Beller R, Hoyt CS, Marg E, et al. Good visual function after neonatal surgery for congenital monocular cataracts. Am J Ophthalmol, 1981, 91: 559–565.

9. Jacobson SG, Mohindra I, Held R. Development of visual acuity in infants with congenital cataracts. Br J Ophthalmol, 1981, 65:727–735.

10. Birch EE, Stager DR, Wright WW. Grating acuity development after early surgery for congenital unilateral cataract. Arch Ophthalmol, 1986, 104: 1783–1787.

11. Birch EE, Stager DR. Prevalence of good visual acuity following surgery for congenital unilateral cataract. Arch Ophthalmol, 1988, 106: 40–43.

12. Grossman SA, Peyman GA. Long-term visual results after pars plicata lensectomy-vitrectomy for congenital cataracts. Br J Ophthalmol, 1988, 72: 601–606.

13. Birch EE, Stager DR. The critical period for surgical treatment of dense congenital unilateral cataract. Invest Ophthalmol Vis Sci, 1996, 37: 1532–1538.

14. Birch EE, Swanson WH, Stager DR, et al. Outcome after very early treatment of dense congenital unilateral cataract. Invest Ophthalmol Vis Sci, 1993, 34: 3687–3699.

15. Birch EE, Cheng C, Stager DR Jr, et al. The critical period for surgical treatment of dense congenital bilateral cataracts. JAAPOS, 2009, 13: 67–71.

16. Drummond GT, Scott WE, Keech RV. Management of monocular congenital cataracts. Arch Ophthalmol, 1989, 107: 45–51.

17. Cheng KP,Hiles DA,Biglan AW,et al. Visual results after early surgical treatment of unilateral congenital cataracts. Ophthalmology,1991,98: 903–910.

18. Francis PJ,Ionides A,Berry V,et al. Visual outcome in patients with isolated autosomal dominant congenital cataract. Ophthalmology,2001,108: 1104–1108.

19. Hussin HM,Markham R. Long-term visual function outcomes of congenital cataract surgery with intraocular lens implantation in children under 5 years of age. Eur J Ophthalmol,2009,19: 754–761.

20. Gouws P,Hussin HM,Markham RH. Long-term results of primary posterior chamber intraocular lens implantation for congenital cataract in the first year of life. Br J Ophthalmol,2006,90: 975–978.

21. Lambert SR,Lynn M,Drews-Botsch C,et al. Optotype acuity and reoperation rate after unilateral cataract surgery during the first 6 months of life with or without IOL implantation. Br J Ophthalmol,2004,88: 1387–1390.

22. Jain S,Ashworth J,Biswas S,et al. Duration of form deprivation and visual outcome in infants with bilateral congenital cataracts. JAAPOS,2010,14: 31–34.

23. Lambert SR,Lynn MJ,Reeves R,et al. Is there a latent period for the surgical treatment of children with dense bilateral congenital cataracts. JAAPOS,2006,10: 30–36.

24. Lambert SR,Plager DA,LynnMJ,et al. Visual outcome following the reduction or cessation of patching therapy after early unilateral cataract surgery. Arch Ophthal,2008,126: 1071–1074.

25. LeGrand R,Mondloch CJ,Maurer D,et al. Expert face processing requires visual input to the right hemisphere during infancy. Nat Neuro-sci,2003,6:1108–1112.

26. Lewis TL,Maurer D,Brent HP. Effects on perceptual development of visual deprivation during infancy. Br J Ophthalmol,1986,70: 214–220.

第六章

儿童白内障的手术治疗

第一节 白内障手术方式的选择

当前,对于1~2岁婴儿放置人工晶状体已被广泛接受和开展,然而对于1岁以下婴儿人工晶状体的植入仍有争议,相信目前进行的多中心研究"IATS"(Infant Aphakia Treatment Study)将会为我们提供更多的治疗指南。由于儿童眼球结构、生长发育的改变及对手术反应的不同,手术时机及手术方式的选择取决于患儿的年龄及单眼或双眼白内障。儿童白内障手术大致分为以下四类:

1.单纯白内障吸除

该术式适应证较少,仅适用于儿童,或不适宜安装人工晶状体者,如尚未控制好的炎症性疾病、外伤性白内障等(不宜一期植入人工晶状体或者囊袋不完整者)。

2.白内障摘除联合后囊膜切开及前部玻璃体切除

该术式适用于年龄较小、人工晶状体不是最佳选择的婴幼儿。目前,美国大多数儿童眼科医生对于1岁以下的儿童选择这种手术方式。尤其近年来IATS研究结果建议6个月以下的婴儿谨慎使用人工晶状体。必须强调的是,婴幼儿白内障手术切开后囊并且行足够量的前部玻璃体切除是十分重要的。否则,白内障手术没有意义。因为,婴幼儿后发障会很快出现并迅速发展,而阻止视觉信息的输入,形成弱视。这种手术方式也适用于需要分期行人工晶状体植入的儿童,如活动性葡萄膜炎、早期眼外伤、后极性白内障及 PHPV 伴发的白内障等。

3.白内障摘除联合人工晶状体植入

这是在大龄儿童中最常见的手术方式,与成人白内障手术方式接近,首选囊袋内植入人工晶状体,也可以睫状沟植入。与成人主要区别在于,儿童的人工晶状体屈光度选择与年龄相关。

4.白内障摘除联合人工晶状体植入、后囊膜切开及前部玻璃体切除

该术式对于年龄 1~5 岁的幼儿是必不可少的,而对 5~8 岁的儿童则是选择性步骤。幼儿植入人工晶状体后,常常在早期出现较严重的炎症反应,发生术后视轴区混浊的概率极高,一期切开后囊并行部分前部玻璃体切除,可以有效减少视轴区混浊(visual axis opacity,VAO)的发生。事实上,儿童白内障手术的最终结果取决于后囊膜的处理是否恰当。人工晶状体可在后囊切开、前部玻璃体切除之前或之后植入。具体方式详见手术方法一节。

第二节　手术方法

一、手术切口

随着手术技术和器械的不断改进,儿童白内障的手术切口也同成人一样,经历了从角膜缘切口到隧道切口的转变。对于儿童来说,切口的选择不仅为了手术操作的简便性,还需要考虑如何尽可能地减少散光。这是因为,角膜伤口瘢痕的形成,常可导致大散光而引起弱视。方形隧道切口是目前常用的切口类型,这种切口具有较好的前房稳定性、虹膜不易脱出、术后密闭性好,且不会引起较大的散光。但与成人不同,儿童的巩膜薄,角膜相对较厚,导致方形隧道切口的自闭性差,术毕常需缝合。

1.切口位置

成人白内障手术切口位置的选择较为灵活,医生可根据患者的眉弓高低,为了方便操作而采用上方或颞侧切口,甚至为了减少散光,选择陡峭轴方向做切口。但是儿童白内障手术多选择上方切口,由于小儿的自控力较差,经常会有术后揉眼的动作,如果采用颞侧切口,则很容易导致切口渗漏等并发症,况且儿童的眼眶多较浅,眉弓亦不会过高,上方切口并不会影响随后的手术操作,反而有了上睑的遮盖保护,切口更加安全。在美国,

ASCRS 和 AAPOS 的会员中,分别有 63.6% 和 84.3% 的医生选择上方切口。至于选择角膜隧道还是巩膜隧道切口,每个医生的习惯不同,在美国的调查中显示,37.8% ASCRS 会员及 26.9% AAPOS 会员选择角膜隧道切口。Trivedi 和 Wilson 认为,婴儿期角膜隧道切口会在术后很快发生混浊,虽然愈合后不甚明显,但他们还是在婴儿期的患儿手术中选择巩膜隧道切口,而对于大一些的患儿,可选择角膜隧道切口。笔者认为,鉴于婴儿白内障术后青光眼发生率较高,切口位置不宜过于靠近巩膜,以导致结膜组织的瘢痕化,增加日后有可能滤过手术的失败率,可选择角膜缘后隧道切口。

2. 切口形状

所有适合成人手术的切口形状,均适用于儿童,如水平切口、弧形切口、反眉状切口等,但它们各有利弊,医生可根据习惯选择。

3.侧切口的选择

在儿童白内障手术时,对于使用双手白内障吸除的术者,侧切口穿刺较为重要。侧切口可以便于灌注插入,另外,还利于眼球的固定及黏弹剂的注入。侧切口对于单切口白内障吸除术者来说,则不是一个必需的步骤。这样可以减少器械进入眼球并减少角膜的疤痕形成。笔者做婴儿白内障不需一期人工晶体植入时,大部分选择做两个小的侧切口,而当计划白内障吸除后一期人工晶状体植入时,则选择做单一扩大侧切口的单切口手术。目的是最大限度地减少对角膜的损伤,减少手术器械进出眼内的次数,减少眼内炎症反应。因此,侧切口的选择可根据情况而定。做侧切口的时候,一般和主切口呈 70°,不宜过大,可选用 MVR 刀行 0.9mm 的 20G 切口,或者普通侧切刀行 1.0mm 的短隧道切口,重要的是要根据选用的器械的大小来决定切口的大小。比如说,用 20G 玻切头则应该选用相应的 20GMVR 刀,以避免切口渗漏。

4.切口大小

根据患儿是否一期植入人工晶状体选择切口的长度,单纯白内障摘除切口越小越好,一般均小于 2mm,以最大限度地减少切口渗漏。做隧道的时候,最好保持在 1/2 厚的深度,过深易过早进入前房,不利于操作,过薄切口容易损伤,术源性散光大。笔者提醒手术医师手术切口的隧道一定不能太长,长隧道有可能造成严重的角膜疤痕。

与成人不同,儿童白内障手术切口自闭性较差,常常需要缝合。在美国,仅有 19.8% 的 ASCRS 医生及 2.8% 的 APPOS 医生选择不缝合切口。有研究报道,小于 11 岁的患儿较难维持切口的水密,尤其是联合做前部玻璃体切除的患儿,巩膜硬度低,导致鱼嘴现象,切口无法自行闭合。因此,对于儿童白内障手术,建议缝合切口。缝合的时候,通常选用可吸收缝线,避免拆线的困扰,针距要大小适宜,以保持眼球的形状为标准,不宜过紧或过松,而且线头一定要埋在隧道内。

二、黏弹剂

在手术过程中,黏弹剂能够保护眼内组织避免手术器械的伤害,并且能够维持手术操作时需要的空间,这在现代白内障手术中起着很重要的作用。也是儿童白内障手术中的重要部分。根据黏弹剂中各种成分含量的不同,其作用也不同。新生儿及婴幼儿的眼睛有瞳孔小、前房浅、囊膜韧性高、巩膜硬度低等特点,推荐使用弹性好的黏弹剂来达到维持扩大瞳孔、维持前房稳定、保持操作空间的作用。笔者常用的有 Healon、Healon GV。在一些特殊情况下,也可以使用弹性低黏度高的黏弹剂。

三、前囊膜的处理

1. 连续环形撕囊

儿童晶状体囊膜和成人不同。儿童的囊膜韧性高,需要将成人撕囊的技术略加改变才能适合儿童。婴儿尤其困难,撕囊时,方向朝中心,几乎要与撕的方向成90°,而且要不断倒手。Nischal 描述了另一儿童白内障囊膜撕开术, 即双切口推–拉撕囊(two-inci-sion-push-pull)。方法是在前囊的需要撕开的两端各做一个切口,然后,用撕囊镊将囊膜一端向中心拉,将囊膜另一端向中心推,最后在中心处汇合完成。

2. 玻切头前囊膜切开

可以用玻璃体切割头(后面简称玻切头)将前囊切开,尤其在不做一期人工晶状体植入时,较为方便。通常是在双切口白内障吸除术时采用。注水管从侧切口插入前房,玻璃体切割头从另一切口插入,玻切头切口面对前囊膜,吸入囊膜后,启动玻切,顺时针或逆时针方向环形切开前囊膜。这个过程中需要不断将囊膜吸入玻切头并且不断切除。术者通常用低速切割(每分钟 150 次左右)和较高的灌注率(50mmHg) 来操作。对于同时要植入人工晶状体的白内障手术,笔者推荐用连续环形撕裂来处理前囊膜。尤其是 6~8 岁以上的儿童白内障应该避免使用玻切头切开前囊膜。到目前为止, 手工连续环形撕囊(CCC)仍然是白内障手术的"黄金标准",CCC 处理的囊膜边缘仍然是最稳定的。

3. 前囊染色

可以使用锥虫蓝等染色剂将前囊膜染色,不仅增加其可视度,还可以降低撕囊的难度,尤其适用于全白的晶状体及外伤性白内障。也有的白内障医生,在所有儿童白内障手术时,都使用前囊染色。

四、水分离

水分离是成人白内障手术中很重要的步骤,而在儿童白内障手术时,却并非如此,儿童不需要分离核组织而无须行水分离。而且后囊膜异常在先天性白内障中较为常见(如后极性白内障),不做水分离也可以避免术中后囊膜破裂的发生。尽管临床科研并没有显示水分离能够阻止或延缓后发障的发生,但是 Wilson ME 推荐多象限的水分离来协助清除周边部的晶体上皮细胞,以减少或推迟 PCO 的发生。因此,手术医师应根据自己的临床经验及患儿白内障的情况来决定是否行水分离。

五、晶状体摘除

儿童白内障通常较软,只需要注吸即可清除,并不需要超声乳化。然而仅仅清除是不够的,彻底清除周边皮质非常重要,因为儿童晶状体周边的上皮细胞再生能力强,如不清除干净,很容易形成后发障。注吸皮质时,应从周边开始,最后清除中心至完全,这和成人白内障手术恰好相反。术者在清除完毕后,还应再次仔细检查,确定清除完全彻底。临床上通常有两种方法:单手法和双手法。

1. 单手法

即注吸同轴,自主切口进出前房操作,将晶状体吸除干净。医生可以根据自己的习惯选择手动注吸或自动注吸,也可以选择同轴的前部玻璃体切割头,使用灌注抽吸的功能来完成。后者的好处是,切口小,可以将前囊撕除、晶状体摘除、后囊切开、前部玻璃体切除一步完成,减少了进出前房的次数。如果不需一期植入人工晶状体,可以在很小的切口(2.0mm)下完成手术(图 6-2-1、图 6-2-2)。单手法吸除晶状体时,吸除切

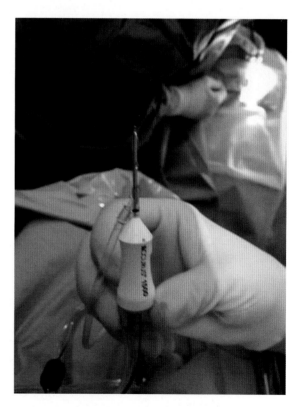

图 6-2-1　单手注吸切割头

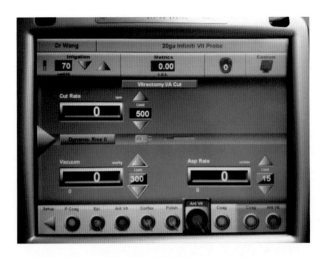

图 6-2-2　注吸切割时的仪器设置(Infinifty,ALCON)

口下方的皮质是难点,医生可以在鼻、颞侧及下方皮质均吸除干净后,保留中心皮质以保护后囊膜,再进行切口下方的皮质吸除。这种手术方式通常对手术技术要求很高,需要一定的手术经验及手术技巧。

2. 双手法

即灌注抽吸分离,需要两个切口完成,一个切口置灌注管,一个切口置抽吸头,吸除晶状体。同样,医生可以选择白内障手术仪器上的双手注吸设备,也可以使用玻璃体切割机中的切割头完成手术(图 6-2-3)。和单手法不同,双手注吸可以通过换手很容易地吸除切口下方的皮质,而且随着 23G、25G 玻璃体切割技术的发展,使双手切割的切口变

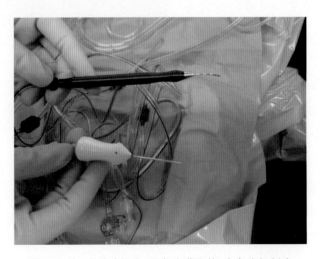

图 6-2-3　双手玻切头,蓝色为灌注管,白色为切割头

得更小,手术也更加微创。该技术是目前儿童白内障手术中推荐使用的,尤其是不需要植入人工晶状体的白内障手术。总之,无论是单手法还是双手法,使用注吸针头还是切割头,各有利弊,医生可以根据个人习惯选择,重要的是要在确保晶状体干净彻底吸除的前提下,尽量采用微创手段来减少手术后的炎症反应,降低术后并发症的发生率。

六、后囊膜及前部玻璃体的处理

后囊膜的处理对于儿童白内障手术至关重要,它将影响术后视轴区的透明度,一旦发生视轴区混浊,会导致患儿严重弱视。玻璃体前界膜与后囊膜紧密相连,在婴幼儿眼中较为活跃,可以成为晶状体上皮细胞、色素细胞及炎症细胞的支架,使视轴区混浊,影响患儿的视觉发育。因此,后囊膜撕开联合前部玻璃体切割已成为当下婴幼儿白内障手术的必须步骤。但是对于何时必须撕后囊、撕后囊的方式、玻璃体切除的范围及时机尚存在争议。

1.一期后囊膜处理的时间及方法

后囊膜的处理对儿童白内障的手术结果影响极大。手术的最终目的是获得最佳视力。减少术后视轴区混浊,去除弱视因素是手术成功的关键。一期是否处理后囊膜与患儿的年龄、后囊的情况及日后是否能配合 YAG 治疗有关。尽管有些学者认为后囊有前后节分隔及血房水屏障维持的功能,并且质疑一期后囊切开的安全性。但在临床上,考虑到后囊混浊引起的严重弱视,对绝大多数儿童眼科医生来说,后囊膜的处理是婴幼儿白内障手术的必要步骤。目前,尚无足够的证据说明后囊膜必须完整的年龄,但资料显示,在放置人工晶状体后,严重影响视力的后囊混浊最多见于术后 18 个月至 2 年。因而,有的医生则根据患儿在这个高发期是否可能配合 YAG 治疗,来决定一期是否处理后囊膜。然而,有至少 1/3 的 6 岁以下儿童在激光后仍会发生后囊膜的混浊。因而 Wilson 等建议,8 岁以后的手术患者,可以考虑保留后囊膜,而 8 岁以前的儿童则应该根据条件决定是否一期后囊撕开联合前部玻璃体切割。如果是 5 岁以上较为合作的儿童并且有条件接受激光,可以选择保留后囊膜。如果对是否有条件接受激光有质疑,而且后囊膜有病变,如有斑块、缺损等,或患儿有发育障碍、智力障碍、不能合作,不论年龄大小都应考虑一期后囊处理。目前,通常认为中央后囊切除及部分前部玻璃体切除是 5 岁以下儿童白内障手术的必要步骤。笔者选择 5 岁以内处理后囊膜并做前部玻璃体切除,5 岁以后根据患者情况考虑是否保留完整后囊膜。

(1) **手法环形撕除后囊膜**(PCCC):前房及囊袋内注入内聚型黏弹剂后,用撕囊镊环形撕除中央后囊,手法同前囊膜环形撕除,要求与前囊膜口同心、同圆(或略小于前囊口)。由于后囊膜是前囊膜的1/3~1/5薄,而且韧性随年龄增长而降低,小儿的后囊很韧,撕除的时候技术要求较高。这种方法造成的撕囊口最圆,边缘亦较韧,不易裂开。但单纯后囊膜切开不做前玻璃体切除,对于防止儿童后发障没有实质上的预防作用,而且增加术中进出眼的次数,相对于使用玻切头一次性行后囊切开及前部玻璃体切除并无优越性。因此,在美国,除非计划做人工晶状体的光学夹持,手法环形撕除后囊膜很少使用,单纯撕开后囊膜也不常见。

(2)**前部玻璃体切割切除后囊膜**:这是最常见的手术方式。在需要联合行前部玻璃体切割的患儿中,医生通常选择使用前部玻切头先切除中央后囊,再一并进行前部玻璃体切割。这是目前公认的婴幼儿白内障手术的基本步骤(图6-2-4,图6-2-5)。

(3)**后囊切开的大小**:要考虑到为人工晶状体二期植入奠定基础,后囊切开的范围不宜过大,否则将不利于人工晶状体的植入,但也不宜过小,否则将失去防止视轴区混浊的意义,一般略小于前囊口(图6-2-6),直径为4.5~5mm。

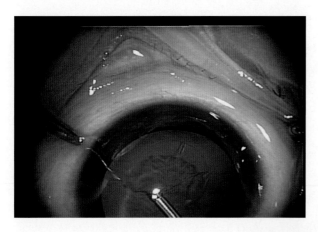

图6-2-4　前玻切自中央切除后囊膜

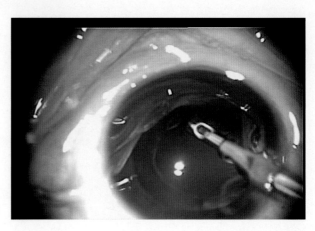

图6-2-5　前玻切切除后囊膜至边缘

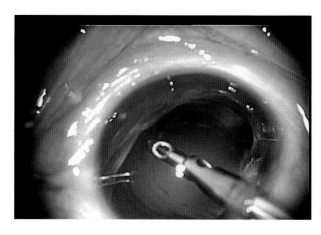

图 6-2-6　前玻切完成后囊切开,直径小于前囊开口

2.前部玻璃体切除

有研究报道,儿童白内障单纯行后囊膜切开,而不联合前部玻璃体切除的术后视轴区混浊发生率为 60%,在联合行前部玻璃体切除后,发生率可降至 6%。可见,对于一期行后囊切开的患儿,前部玻璃体切割是必不可少的步骤。

(1)**切除范围**:主要切除中轴区的前部玻璃体,而不要扰动周边部和后部玻璃体。PCCC 联合前部玻切后,仍发生视轴区混浊,多半和后囊切除的范围过小、玻璃体切除不彻底有关。所以,大部分医生建议行"慷慨的"(generous)前部玻璃体切除,直至玻切头在前部照明视野内不能看清的位置。也可以使用玻璃体腔注射曲安奈德示踪的方法,确保切除的彻底。

(2)**切除方法**:由于设备的不同,前部玻璃体切割可以是同轴或双手进行,切割速率可以选择 500 次/分以上。通常使用 800 次/分以上(Accrues machine),并且使用低灌注压30~50mmHg 做切割。而目前新的高速玻切机(Constellation, Stellaris 等)可使用 7500 次/分的快速高效切割,极大地减少了玻璃体对视网膜的牵拉。医生需依照其设备的不同指示预设参数,原则上切速越快,越可避免玻璃体的过度水化。对于需要一期植入人工晶状体的患儿,后囊切开和前部玻切可以在植入人工晶状体之前,也可以在之后,根据手术入路,分为前部入路和后部入路:①人工晶状体植入前。这种方法多从角膜缘切口进入,后囊切开后直接前部玻璃体切除,然后人工晶状体可以放置于囊袋内或睫状沟。植入时,要小心勿将人工晶状体植入玻璃体腔内。这种手术的优点是不需另做切口,减少进出眼内的次数,避免在后部再做切口可能造成的并发症。缺点是有一定的难度,要确保人工晶体植入到位,避免玻璃体脱出至前房(图 6-2-7,图 6-2-8)。②人工晶状体植入后。A.前部入路:即从角膜缘切口进入,用玻切头将已植入的人工晶状体抬起,从人工晶

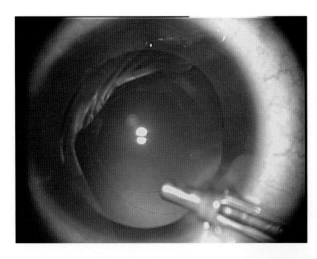

图 6-2-7　部分前部玻璃体切割

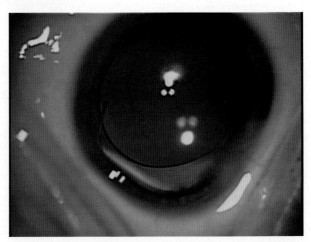

图 6-2-8　植入人工晶状体于囊袋内

状体后方正中将后囊切开,并进行前部玻璃体切割。然后,再扩大后囊口至 4.5~5mm。这种手术的优点是不用另做切口,原切口进入,扰动小;缺点是难度较大,需确保玻璃体勿脱入前房,并且不损伤已撕开的晶体前囊膜、防止植入的人工晶状体脱位。B.后部入路:有的白内障医生选择在植入人工晶状体、关闭角膜切口后,再从睫状体扁平部进入,切开后囊行前部玻璃体切割。玻璃体切割时,可以保持前段灌注或者扁平部灌注。这种手术需要打开结膜,以 MVR 刀在角膜缘后切开巩膜进入后房,行玻璃体切割,较为容易且切除广泛。另外,随着 23G、25G 微创玻切的开展,无需切开结膜,使许多医生愿意使用这种方法。缺点是需另做切口,而且尽管是很小的 23G、25G 微切口,在婴幼儿手术中,仍推荐缝合关闭切口。还有可能发生玻璃体积血等后节并发症。

　　由于婴幼儿的睫状体发育尚不完全,在选择后部入路时,不能选择睫状体扁平部切口,而以冠部为宜。研究显示,出生后 5 年的时间,人的睫状体方发育成熟至 3mm 以上宽度。因此,建议<1岁的患儿,在角膜缘后0.5~2mm进入(根据眼轴变化);1~4岁者角膜缘后2.5mm进入;大于4岁者,角膜缘后3mm进入。而且,切口位置越靠前,穿刺刀的方向越要朝向眼球的后部,以免损伤后囊。

七、人工晶状体植入

1.一期植入人工晶状体

大部分儿童白内障手术医生选择使用可折叠的三片式/一片式人工晶状体,也有的医生选择PMMA人工晶状体,但是后者需要扩大切口。囊袋内植入是最理想的植入位置(图6-2-8),但睫状沟植入在儿童也未尝不可,医生可根据手术情况而定。在确认黏弹剂吸除干净后,关闭切口。由于儿童眼部的组织结构不同,切口大多不会自闭,常需使用10/0可吸收缝线进行缝合。

2.二期植入人工晶状体

对于婴儿期行白内障手术的患儿,大多不一期植入人工晶状体,待患儿长至2~5岁行二期植入。此时,植入的位置根据眼部情况各有不同。

(1)囊袋内植入:如果后囊膜保留的范围足够多,且前后囊膜粘连不紧密,可以打开,则仍可以选择人工晶状体囊袋内植入。1990年报道了二期囊袋内植入人工晶状体的技术,婴幼儿一期白内障术后,赤道部的晶状体上皮细胞增生,随着前后囊口的粘连,上皮增生将局限在环形闭合的囊腔内,久之形成皮质,呈"面包圈"样外观。这样恰好为日后的二期植入提供了空间,医生可以从皮质最厚的位置截开前囊,并全周分离吸除,然后植入人工晶状体(图6-2-9)。囊袋内植入人工晶状体最符合解剖位置,不仅居中性好,发生葡萄膜相关并发症的概率也将减少。临床上,环形闭合囊腔更多见于小于6个月手术的患儿,上皮细胞增生,皮质更多。较大的患儿常常会形成自开口到赤道部的大范围粘连,分离困难。

(2)睫状沟植入:如果后囊膜保留得过少,或者前后囊口粘连紧

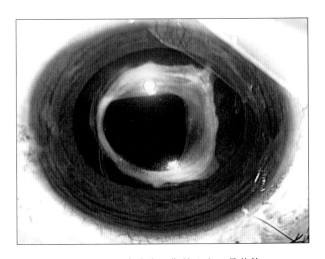

图6-2-9 囊袋内二期植入人工晶状体

密无法彻底分开,则需选择睫状沟植入人工晶状体。目前,尚无儿童睫状沟植入人工晶状体后的不良反应报道,有文献表明,不会引起巩膜、睫状沟的侵蚀。

3. 光学部夹持在儿童人工晶体中的使用

鉴于成人白内障术中后囊破裂后可以采取人工晶状体睫状沟植入且光学部夹持在前囊后以稳固人工晶状体位置,也有学者将此法应用于小儿。目前,有两种:一种是传统方法,将人工晶状体袢置于睫状沟,光学部置于后囊后;另一种是改良的后囊光学部夹持,即人工晶状体袢位于囊袋内,而其光学部卡在后囊口的后方,像扣纽扣一样。由于后囊膜直接与 IOL 相贴,晶状体上皮细胞不会再往后部生长,而前后囊间也仅在袢的部位不粘连, 留有空隙, 这样就有效避免了 VAO (视轴区混浊) 的发生, 英文又称之为"bag-in-the-lens"(图 6-2-10)。虽然人工晶状体光学部夹持理论上可以限制晶体上皮细胞向视轴中心生长,而减少 VAO 的发生,并且有助于人工晶状体的稳定,但在儿童白内障人工晶状体手术使用中,如果不做前玻璃体切除,特别是 5 岁以下的儿童,光学部夹持并不能完全阻止 VAO 的发生。在未做前玻璃体切除的情况下,光学部夹持在儿童人工晶状体使用中仍然存在争议。

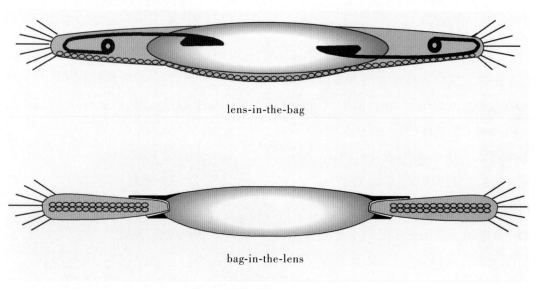

lens-in-the-bag

bag-in-the-lens

图 6-2-10　VAO(视轴区混浊)

第三节　人工晶状体屈光度的选择

对于成人无晶状体眼的矫正,人工晶状体植入术已被公认为是最安全有效的方法,而且现代人工晶状体已超出了仅仅复明的意义,已成为屈光手术的一部分。随着现代技术的发展,人们对视力要求的不断提高,可调性人工晶状体、多焦点人工晶状体、TORIC人工晶状体已成为人们脱离眼镜的手段之一。然而,人工晶状体在儿童中的使用相对于成人有很多不同之处。人工晶状体植入成人眼内形成了固定的屈光力,而儿童的眼轴及角膜曲率会随着年龄的增长不断变化,即使准确的人工晶状体屈光力计算在给定的时间段内可以实现,但随着眼球发育,屈光状态会发生改变,不可能一劳永逸。儿童眼球的生长呈对数曲线,出生后到 2 岁时生长最快。目前,对于 1.5~2 岁以下的双眼白内障儿童,在美国主张先佩戴角膜接触镜,而在中国,有条件的地区也开始逐渐应用角膜接触镜,大部分地区仍先佩戴框架眼镜。除了安全、简便外,更重要的是可以根据眼球发育所致的屈光状态的改变而调整度数。事实证明,双眼无晶状体的幼小婴儿一般都能很好地耐受眼镜,随访至患儿 4~5 岁,眼球发育趋缓,再选择适当时机进行二期人工晶状体植入。

那么,儿童植入人工晶状体该如何选择屈光度呢? 首先,我们应该明确的是,手术的最终目的是让儿童在视觉中心发育成熟后有良好视力,当然如果能在成人后成为正视眼将最为满意,这都需要随着儿童眼球的不断增长给予一系列的屈光不正矫正和弱视治疗方能达到。在手术时,选择人工晶状体屈光力要考虑的重要因素有许多:手术时人工晶状体屈光力的准确计算、术后处理屈光参差、弱视治疗的策略等。另外,儿童的年龄和单双眼性对怎样选择人工晶状体的屈光力影响重大。

虽然目前还可以给婴幼儿植入双联人工晶状体,即将一个大度数人工晶状体植入囊袋内,一个小度数人工晶状体放在睫状沟,当眼球屈光状态改变时,可将睫状沟固定者取出。对于屈光变化很小的患儿,人工晶状体就无需取出,但这种方法并不常使用。

一、人工晶状体屈光力计算

由于儿童配合力差,目前在成人中使用的各种先进测量仪器,如人工晶状体 MASTER、LenSTAR 等在年龄较小的儿童中尚不能很好应用。在美国,角膜曲率和眼轴长度都是在手术时全麻下测得(图 6-3-1 至图 6-3-3)。由于受到麻醉影响,眼轴长测量可能

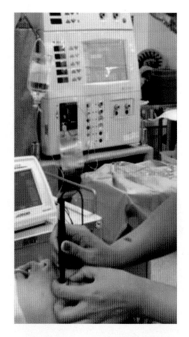

图 6-3-1 全麻下测量眼轴

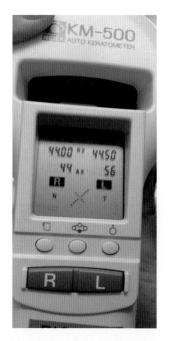

图 6-3-2 全麻下测得的曲率

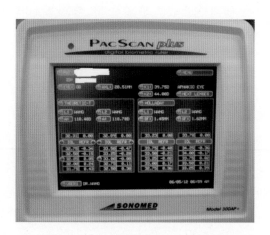

图 6-3-3 全麻下生物测量计算结果

因为眼位的偏斜出现偏差,操作者使用 A 超探头在角膜上的压力过大或过小,都将影响测量的准确性。而在小眼轴上,每 0.1mm 的错误都会造成更多于成人的误差。目前,所有用于人工晶状体屈光力计算的公式都是根据成人眼球来设计的, 根据晶状体在眼内相对于眼轴的关系及角膜曲率等来计算。而在儿童中,这些因素与成人不尽相同,所以其计算准确性也不及成人。常用的 Hoffer Q、Haigis、Holliday 及 SRK-T 公式在儿童计算中均有误差。Mezer 等人报道的理论公式比回归公式准确性高些(1.06∶1.22)。Travedi 等人报道 Holliday2 公式准确性高于其他理论公式。

二、单眼白内障术后无晶状体眼矫正

尤其应强调的是弱视治疗在单眼白内障中十分重要。由于高度屈光不正导致的弱视使单眼无晶状体眼获得良好远期视力十分困难。虽然人工晶状体可以提供全天的光学矫正,但在小于 2 岁的婴幼儿中使用仍存在不少争议。目前,绝大多数美国儿童眼科医生对婴幼儿白内障术后选择角膜接触镜来矫正最初的屈光不正,近年的 IATS 研究显示,单眼白内障的婴儿在使用人工晶状体或角膜接触镜 4 年半后,与人工晶状体眼组视力无显著性差别,而人工晶状体眼组的并发症及再次手术率明显高于角膜接触镜组。研究者推荐 7 个月以下的患儿不植入人工晶状体,但若角膜接触镜无法获得或长期使用困难者,术者可以谨慎考虑植入人工晶状体。

虽然双眼人工晶状体植入后的眼球生长速度可能并不相同,从而出现屈光参差,但是较之单眼来说要小得多。单眼人工晶状体眼可产生许多屈光影响,如物像大小不等、物像位置不等,而且因正常眼的屈光改变趋势难以估计,有可能造成更大的屈光参差。另外,正常眼的调节能力也将影响不戴镜时的屈光参差,显然屈光参差越大,弱视治疗越困难。所以,单眼人工晶状体植入时,需要考虑以上各种因素,当双眼屈光度超过 4D 时,即有显著意义,一般选择不超过正常眼 4D 的度数。

三、眼球的生长和近视飘移

儿童眼球的生长呈对数曲线,出生后到 2 岁时生长最快,2 岁后开始减慢。Gorden 等的资料显示,白内障术后,使用和不使用人工晶状体并不影响儿童眼球的生长。许多资料表明儿童白内障术后有近视漂移的现象,漂移程度与手术时年龄及弱视程度有关。一般来说,手术年龄越小,术后视力越差,眼球增长越快。除此之外,有无手术并发症,如青光眼等的发生,性别、种族、遗传等也是影响因素之一。

四、双眼白内障术后人工晶状体屈光度的选择

由于双眼白内障没有屈光参差的问题,屈光度选择相对较容易,可以将目标屈光度设定为更高的远视。在人工晶状体刚开始用于儿童时,一些成人白内障的医生选择正视或近视,而大多数儿童眼科医生则选择根据年龄不同保留部分远视,期望抵消随着时间推移出现的近视漂移。预计儿童到达成人状态时,接近正视或轻度近视。目前发表的资料显示,人工晶状体选择从近视到远视不等,尚未明确哪一种方式有最好的长远效果。

所有的儿童在植入人工晶状体后,仍需要佩戴眼镜。但目前比较一致的观点是儿童白内障摘除人工晶状体植入术后,早期应保留低度至中度远视。若患儿术后随年龄的增长近视度数增高,或出现严重的屈光参差,可酌情行人工晶状体置换术或角膜屈光手术。

Mcdatchey 和 Hofmeister 在 Wilson 和 Trivedi 的新版《儿童白内障》专著中,推荐单眼白内障患儿 0.5~1 岁预留+9~+6D,1 岁预留+5D,2 岁预留+4D,4 岁预留+2.5D,8 岁预留+1.25D;双眼白内障患儿 1 岁预留+7D,2 岁预留+5D,4 岁预留+3.5D,8 岁预留+2D。由于人工晶状体在婴幼儿中使用危险性大,不推荐 1~2 岁以下患儿使用。同时由于高屈光力人工晶状体从光学角度更容易造成近视漂移,所以高于+30D 的人工晶状体不建议植入。

作者对于双眼患儿的方案与 Mcdatchey 和 Hofmeister 相近,而单眼白内障通常以健眼为参照,选择远视屈光度不超过健眼+3D 的度数,而且由于儿童眼球生长即使到了 14 岁以后仍有向近视方向发展的趋势,尤其在近视眼发生率高的国家,不建议将人工晶状体目标屈光度设为近视。

(王晓红 田　芳 孙　靖)

参考文献

1. Wilson ME, Trivedi RH. Section 2,Surgical Technique, In: Wilson ME, Trivedi RH, Pediatric Cataract Surgery: Techniques, Complications and Management. 2nd edition, Philadelphia, PA: Lippincott Williams & Wilkins, 2014,77-221.

2. Parks MM. Posterior lens capsulectomy during primary cataract surgery in children. Ophthalmology 1983,90: 344-345.

3. Ben Ezra D, Cohen E. Posterior capsulectomy in pediatric cataract surgery: the necessity of a choice. Ophthalmology 1997,104: 2168-2174.

4. Maltzman BA, Caputo AR, Wagner RS, et al. Neodymium: YAG laser capsulotomy of secondary membranes in the pediatric population. J Am Intraocul Implant Soc 1985,11: 572-573.

5. Wang XH, Wilson ME, Bluestein EC, et al. Pediatric cataract surgery and intraocular lens implantation techniques: a laboratory study. J Cataract Refract Surg. 1994 Nov,20(6):607-9.

6. Stager DR Jr, Wang X, Weakley DR Jr, et al. The effectiveness of Nd:YAG laser capsulotomy for the treatment of posterior capsule opacification in children with acrylic intraocular lenses. J AAPOS. 2006 Apr,10 (2):159-63.

7. Stager DR Jr, Weakley DR Jr, Hunter JS. Long-term rates of PCO following small incision foldable acrylic intraocular lens implantation in children. J Pediatr Ophthalmol Strabismus 2002,39: 73-76.

8. Parks MM. Management of the posterior capsule in congenital cataracts. J Pediatr Ophthalmol Strabismus 1984,21:114-117.

9. Vasavada A, Desai J. Primary posterior capsulorhexis with and without anterior vitrectomy in congenital cataracts. J Cataract Refract Surg 1997,23(Suppl1): 645-651.

10. Vasavada AR, Trivedi RH. Role of optic capture in congenital cataract and intraocular lens surgery in children. J Cataract Refract Surg 2000,26 : 824–831.

11. Vasavada AR, Trivedi RH, Singh R. Necessity of vitrectomy when optic capture is performed in children older than 5 years. J Cataract Refract Surg 2001,27: 1185– 1193.

12. Peyman GA, Raichand M, Goldberg MF. Surgery of congenital and juvenile cataracts: a pars plicata approach with the vitrophage. Br J Ophthalmol 1978,62: 780–783.

13. Peyman GA, Raichand M, Oesterle C, et al. Par splicata lensectomy and vitrectomy in the management of congenital cataracts. Ophthalmology 1981,88: 437–439.

14. Atkinson CS, Hiles DA. Treatment of secondary posterior capsular membranes with the Nd: YAG laser in a pediatric population. Am J Ophthalmol 1994,118: 496–501.

15. Koch DD, Kohnen T. A retrospective comparison of techniques to prevent secondary cataract formation following posterior chamber intraocular lens implantation in infants and children. Trans Am Ophthalmol Soc 1997, 95: 351–360; discussion361–355.

16. Krag S, Andreassen TT. Mechanical properties of the human posterior lens capsule. Invest Ophthalmol Vis Sci 2003,44: 691–696.

17. Hutcheson KA, Drack AV, Ellish NJ, etal. Anterior hyaloid face opacifcation after pediatric Nd: YAG laser capsulotomy. JAAPOS 1999,3: 303–307.

18. Wilson ME, Bluestein EC, Wang XH, et al. Comparison of mechanized anterior capsulectomy and manual continuous capsulorrhexis in pediatric eyes. J Cataract Refract Surg 1994,20: 602–606.

19. Wilson ME. Anterior capsule management for pediatric intraocular lens implantation. J Pediatr Ophthalmol Strabismus 1999,36: 314–319; quiz 342–313.

20. Wilson ME Jr, Trivedi RH, Bartholomew LR, etal. Comparison of anterior vitrectorhexis and continuous curvilinear capsulorhexis in pediatric cataract and intraocular lens implantation surgery: a 10-year analysis. JAAPOS 2007,11: 443–446.

21. Wilson ME Jr. Anterior lens capsule management in pediatric cataract surgery. Trans Am Ophthalmol Soc 2004,102: 391–422.

22. Auffarth GU, Wesendahl TA, Newland TJ, et al. Capsulorhexis in the rabbit eye as a model for pediatric capsulectomy. J Cataract Refract Surg1994,20: 188–191.

23. Nischal KK. Two-incision push-pull capsulorhexis for pediatric cataract surgery. J Cataract Refract Surg 2002, 28: 593–595.

24. Bartholomew LR, Wilson ME Jr, Trivedi RH. Pediatric anterior capsulotomy preferences of cataract surgeons worldwide: comparison of 1993, 2001, and 2003 surveys. J Cataract Refract Surg 2007,33: 893–900.

25. Guo S, Wagner RS, Caputo A. Management of the anterior and posterior lens capsules and vitreous in pediatric cataract surgery. J Pediatr Ophthalmol Strabismus 2004,41: 330–337; quiz 356–337.

26. Snyder ME, Lindsell LB. Crossed-swords, capsule-pinch technique for capsulotomy in pediatric and/or loose lens cataract extraction. J Cataract Refract Surg 2010,36: 197–199.

27. Krag S, Olsen T, Andreassen TT. Biomechanical characteristics of the human anterior lens capsule in relation to age. Invest Ophthalmol VisSci 1997,38: 357– 363.

28. Gimbel HV, Neuhann T. Development, advantages, and methods of the continuous circular capsulorhexis technique. J Cataract Refract Surg 1990,16: 31–37.

29. Hamada S, Low S, Walters BC, et al. Five-year experience of the 2-incision push-pull technique for anterior and posterior capsulorrhexis in pediatric cataract surgery. Ophthalmology 2006,113: 1309–1314.

30. Parks MM. Posterior lens capsulectomy during primary cataract surgery in children. Ophthalmology 1983,90: 344-345.

31. Taylor D. Choice of surgical technique in the management of congenital cataract. Trans Ophthalmol Soc UK 1981,101: 114-117.

32. Wood MG, Schelonka LP. A porcine model predicts that a can-opener capsulotomy can be done safely in pediatric patients .JAAPOS 1999,3: 356-362. 242.

33. Alexandrakis G, Peterseim MM, Wilson ME. Clinical outcomes of pars plana capsulotomy with anterior vitrectomy in pediatric cataract surgery. JAAPOS 2002,6:163-167.

34. Praveen MR, Shah SK, Vasavada VA, et al. Triamcinolone-assisted vitrectomy in pediatric cataract surgery: intraoperative effectiveness and postoperative outcome. J AAPOS 2010,14:340-344.

35. Argento C, Badoza O, Ugrin C. Optic capture of the AcrySof intraocular lens in pediatric cataract surgery. J Cataract Refract Surg 2001,27: 1638-1642.

36. Onol M, Ozdek SC, Koksal M, et al. Pars plana lensectomy with double-capsule-supported intraocular lens implantation in children. J Cataract Refract Surg 2000,26: 486-490.

37. Raina UK, Gupta V, Arora R, et al. Posterior continuous curvilinear capsulorhexis with and without optic capture of the posterior chamber intraocular lens in the absence of vitrectomy. J Pediatr Ophthalmol Strabismus 2002,39:278-287.

38. Bradfeld YS, Plager DA, Neely DE, et al. Astigmatism after small-incision clear corneal cataract extraction and intraocular lens implantation in children. J Cataract Refract Surg 2004,30:1948-1952.

39. BigGin AW. Pediatric cataract surgery. In: Albert OM, ed. Ophthalmic Surgery: Principles and Techniques. Cambridge, MA: Blackwell, 1999,970-1014.

40. Zwaan J, Mullaney PB, Awad A, et al. Pediatric intraocular lens implantation. Ophthalmology 1998,105: 112-119.

41. Peterseim MW, Wilson MW. Bilateral intraocular lens implantation in the pediatric population. Ophthalmology 2000,107:1261-1266.

42. Tassignon M-J, De Veuster I, Godts D, et al. Bag-in-the-lens intra-ocular lens implantation in the pediatric eye. J Cataract Refract Surg 2007,33:611-617.

43. McClatchey SK, Hofmeister EM. Calculation and selection of Intraocular lens power for children. In: Wilson ME, Trivedi RH, Pediatric Cataract Surgery: Techniques, Complications and Management. 2nd edition, Philadelphia, PA: Lippincott Williams & Wilkins, 2014,55-61.

44. Hoffer KJ. The Hoffer Q formula: a comparison of theoretic and regression formulas. J Cataract Refract Surg 1993,19(6):700-712.

45. Andreo LK, Wilson ME, Saunders RA. Predictive value of regression and theoretical IOL formulas in pediatric intraocular lens implantation. J Pediatr Ophthalmol Strabismus 1997,34(4):240-243.

46. Moore DB, Ben Zion I, Neely DE, et al. Refractive outcomes with secondary intraocular lens implantation in children. J AAPOS 2009,13(6):551-554.

47. Trivedi RH, Wilson ME, Reardon W. Accuracy of the Holladay 2 intra-ocular lens formula for pediatric eyes in the absence of preoperative refraction. J Cataract Refract Surg 2011,37(7):1239-1243.

48. Birch EE, Swanson WH, Stager DR et al. Outcome after very early treatment of dense congenital unilateral cataract. Invest Ophthalmol Vis Sci 1993,34(13):3687-3699.

49. McClatchey SK, Dahan E, Maselli E, et al. A comparison of the rate of refractive growth in pediatric aphakic and pseudophakic eyes. Ophthalmology 2000,107(1):118-122.

50. Birch EE, Cheng C, Stager DR Jr, et al. Visual acuity development after the implantation of unilateral intraocular lenses in infants and young children. J AAPOS 2005,9(6):527–532.

51. Wilson ME Jr, Bartholomew LR, Trivedi RH. Pediatric cataract sur-gery and intraocular lens implantation: practice styles and preferences of the 2001 ASCRS and AAPOS memberships. J Cataract Refract Surg 2003, 29(9):1811–1820.

52. Infant Aphakia Treatment Study Group, Lambert SR, Buckley EG, et al. A randomized clinical trial comparing contact lens with intra-ocular lens correction of monocular aphakia during infancy: grating acuity and adverse events at age 1 year. Arch Ophthalmol 2010,128(7): 810–818.

53. Plager DA, Lynn MJ, Buckley EG, et al.; Infant Aphakia Treatment Study Group. Complications, adverse events, and additional intraocular surgery 1 year after cataract surgery in the infant Aphakia Treatment Study. Ophthalmology 2011,118(12):2330–2334.

54. "About aniseikonia." www.opticaldiagnostics.com/info/aniseikonia.html. Accessed on November 21, 2011.

55. McClatchey SK. Intraocular lens calculator for childhood cataract. J Cataract Refract Surg 1998;24 (8):1125–1129.

56. Boisvert C, Beverly DT, McClatchey SK. Theoretical strategy for choosing the piggyback intraocular lens powers in young children. J AAPOS 2009,13(6):555–557.

57. Gordon RA, Donzis PB. Refractive development of the human eye. Arch Ophthalmol 1985;103:785–789.

58. McClatchey SK, Parks MM. Myopic shift after cataract removal in childhood. J Pediatr Ophthalmol Strabismus 1997,34(2):88–95.

59. McClatchey SK, Hofmeister EM. Intraocular lens power calculation for children. In: Wilson ME, Trivedi RH, Pandey SK, ed. Pediatric Cataract Surgery: Techniques, Complications and Management. Philadelphia, PA: Lippincott Williams & Wilkins, 2005,30–37.

60. McClatchey SK, Parks MM. Theoretic refractive changes after lens implantation in childhood. Ophthalmology 1997,104(11):1744–1751.

61. McClatchey SK. Refractive changes after lens implantation in childhood [letter]. Ophthalmology 1998,105: 1572–1573.

62. McClatchey SK, Dahan E, Maselli E, et al. A comparison of the rate of refractive growth in pediatric aphakic and pseudophakic eyes. Ophthal-mology 2000;107(1):118–122.

63. McClatchey SK, Hofmeister EM. The optics of aphakic and pseudophakic eyes in childhood. Surv Ophthalmol 2010,55(2):174–182.

64. Sminia ML, de Faber JT, Doelwijt DJ, et al. Axial eye length growth and final refractive outcome after unilateral paediatric cataract surgery. Br J Ophthalmol 2010,94(5):547–550.

65. McClatchey SK. An IOL calculator for childhood cataracts. J Cataract Refract Surg 1998,24(8):1125–1129.

66. Boisvert C, Beverly DT, McClatchey SK. Theoretical strategy for choosing the piggyback intraocular lens powers in young children. J AAPOS 2009,13(6):555–557.

67. Superstein R, Archer SM, Del Monte MA. Minimal myopic shift in pseudophakic versus aphakic pediatric cataract patients. J AAPOS 2002,6(5):271–276.

68. Lambert SR, Buckley EG, Plager DA, et al. Unilateral intraocular lens implantation during the first six months of life. J AAPOS 1999,3(6): 344–349.

69. Wilson ME, Peterseim MW, Englert JA, et al. Pseudophakia and polypseudophakia in the first year of life. J AAPOS 2001,5(4):238–245.

70. Plager DA, Kipfer H, Sprunger DT, et al. Refractive change in pediatric pseudophakia: 6-year follow-up. J

Cataract Refract Surg 2002,28(5): 810-815.

71. Eibschitz-Tsimhoni M, Archer SM, Del Monte MA. Intraocular lens power calculation in children. Surv Ophthalmol 2007,52(5):474-482.

72. Enyedi LB, Peterseim MW, Freedman SF, et al. Refractive changes after pediatric intraocular lens implantation. Am J Ophthalmol 1998,126(6):772-781.

73. Plager DA, Kipfer H, Sprunger DT, et al. Refractive change in pediatric pseudophakia: 6-year follow-up. J Cataract Refract Surg 2002,28(5): 810-815.

74. Gayton JL,Sanders VN. Implanting two posterior chamber intraocular lenses in a case of microphthalmos. J Cataract Refract Surg 1993,19:776 777.

75. Masket S. Piggyback intraocular lens implantation. J Cataract Refract Surg 1998,24: 569-570.

76. Fenzl RE, Gills JP, Cherchio M. Refractive and visual outcome of hyperopic cataract cases operated on before and after implementation of the Holladay II formula. Ophthalmology 1998,105: 1759-1764.

77. Wilson ME, Peterseim MW, Englert JA, et al. Pseudophakia and polypseudophakia in the first year of life. JAAPOS 2001,5: 238-245.

第七章

儿童白内障术后常规处理及常见并发症的处理

儿童白内障术后常规检查、并发症处理及按时随访是白内障手术成功的关键部分。由于儿童本身的特点,如不能言语表达症状,不能控制揉眼睛,可能触摸不清洁物品,不与家长合作,点药困难,检查不合作等,加上术后炎症反应强烈,使得术后的检查处理十分重要。而且儿童的眼球不断生长,屈光度不断改变,以及可能出现的其他并发症,如视轴区混浊、后发障等都有可能导致或者加重弱视的形成,致视力严重受损,所以长期的定期复诊是必不可少的。更要强调的是对家长或儿童看护人的教育、解释,并得到他们的配合,也是达到儿童白内障术后良好结果的关键。

第一节　术后常规处理

一、药物治疗

1.抗生素

虽然儿童白内障术后感染性眼内炎的发生率很低(报道为 0.07%),但一旦发生则后果严重。因此,绝大多数医生还是会使用抗生素来预防感染。目前大多数医生在手术结束后结膜下注射抗生素,也有选择术中眼内注射抗生素(Wilson ME 等使用 Vigmox 莫西沙星)。但目前眼内注射抗生素尚未被大多数儿童眼科医生采用。

目前在美国,术后常用第四代喹诺酮类抗生素眼药水,它属于广谱抗菌药,对革兰阳性菌和非结核性杆菌有较强的作用,从术后第一天开始使用,每天 4 次,使用 1 周或直至眼药水用完。在中国,通常使用 2~3 周。

2. 肾上腺皮质激素

由于儿童白内障术后的炎症反应比较剧烈,抗炎症反应药物的应用非常重要,不适当的用药会增加许多并发症的发生,如后发障、瞳孔区增殖膜、瞳孔阻滞、后粘连、IOL 表面细胞沉着、IOL 瞳孔夹持,甚至脱位等,常常需要频繁使用激素类药物。在临床上,多使用 1%醋酸泼尼松龙眼药水。刚开始用药时,要根据每位患儿的炎症反应,每 1~2 小时点一次。一般,年龄较大、炎症反应较轻的患儿可每 4 小时点一次,年龄越小,点药的频次越多,通常可以达到每小时点一次(白天使用,夜间停止)。1 周后,炎症反应如减轻,可逐渐减少点眼的次数,至术后 4~6 周停药。另外,在术后 1 周,同成人一样,夜间联合使用地塞米松眼膏。

结膜下注射通常在手术结束时使用,以减轻患儿术后的反应。小于 1 岁的患儿,可使用 2mg 地塞米松结膜下注射,1 岁以上为 4mg。

必要时,可在术中球内注射曲安奈德。目前,也有少数医生在术中常规使用曲安奈德球内注射。曲安奈德除了可以减少炎症反应外,还可以显示玻璃体,有利于术者辨认玻璃体的不正常,如玻璃体脱出、切口嵌顿、牵拉等。

全身应用激素在儿童白内障手术中并不常见,但在炎症反应较重的病例,如严重的纤维增殖、后囊钙化、葡萄膜炎引起的白内障等,则可以考虑术后口服激素。常用的剂量为:泼尼松 1~2mg/(kg·d)使用 1 周,然后递减,用至术后 1~2 周即可。在婴幼儿中使用全身性用药时,需要严密观察,防止发生全身副作用。

3. 散瞳剂和睫状肌麻痹剂

散瞳剂和睫状肌麻痹剂可以通过缓解睫状肌痉挛、稳定血房水屏障、扩大瞳孔来减轻术后疼痛、炎症反应及粘连,并减少瞳孔阻滞的发生。

是否及如何使用散瞳剂和睫状肌麻痹剂并没有统一的方式。在美国,大部分儿童眼科医生会在不植入 IOL 的患儿术后使用 1%阿托品 1~3 次/天,1~4 周。而在植入 IOL 的患儿中,尤其是二期人工晶体睫状沟植入后,为了避免晶体虹膜嵌顿,大部分不使用散瞳剂,除非炎症反应较重者,可以考虑使用。

常用的散瞳剂有 1%、2.5%去氧肾上腺素,5%、10%不常用于儿童,此为散瞳剂而无睫状肌麻痹作用。

散瞳剂+睫状肌麻痹剂:阿托品、后马托品、环戊通和托比卡胺。

4. 其他非甾体类抗炎药

这类药通过抑制前列腺素合成来降低炎症反应,在成人白内障术后常有使用,尤其对预防黄斑水肿有效。但在儿童白内障术后黄斑水肿并不常见,而且这类药水对眼球表面有刺激作用,并且可因影响血小板功能而使手术切口易出血。因而,在儿童白内障术后通常不建议使用。

二、术后随访

前面已经提到术后的定期按时随访是白内障术后获得较好视力的关键。笔者常常告知患儿家长:"医生的手术再成功再完美,如果没有家长的合作,正确按医嘱用药,按时复诊,坚持弱视治疗,要达到最好视力也是很难的"。

目前,在美国常规的术后随诊为术后1天,1周,1月,3个月,以后根据患儿年龄的大小及病情每4~6个月复诊一次。也有少数医生术后第一年每月复诊一次。

1. 术后第1天

术后第1天的检查重点是确定伤口闭合完好,前房形成良好,有良好的红光反射。婴幼儿可以使用手持裂隙灯、裂隙灯或者使用2OD检眼镜光照检查。能够配合的儿童应查其视力。并且开始术后药物治疗,给予莫西沙星,每天4次,1%百力特每天4~6次,新生儿及婴幼儿可以用至白天每1~2小时一次,晚上加用妥布霉素地塞米松眼膏。无晶状体眼可加用阿托品每天1~2次。如果使用阿托品,要嘱咐家长观察阿托品的副作用。新生儿及婴幼儿无晶状体眼者,尤其是单眼患者,可根据情况考虑放置角膜接触镜,开始遮盖正常眼的弱视治疗。

2. 术后1周

除了做和术后第1天相同的检查以外,在各项检查正常情况下,可以停止使用抗生素,并开始减少激素的使用,通常每星期递减一次。每次复诊应该注意验光,年龄小的患儿如果没有明显的切口缝线导致的散光,可以考虑验光配镜,但应该告知家长,在伤口完全愈合后,有可能发生屈光的改变,并需要验配新的镜片。在美国一般会较早的验配角膜接触镜。因此,未配置角膜接触镜者应该此时佩戴,已经使用者需确定屈光度是否正确。单眼患儿或者双眼视力参差的患儿,确定开始弱视的遮盖治疗。

3. 术后1个月

此时,复诊的重点是确定术眼是否恢复正常。激素眼药水已经停用或者基本停用。

无晶状体眼者可以停止使用阿托品。注意检查确定有无并发症的发生,如青光眼、后发障等。此时,还应散瞳做眼底检查。注意验光,尚未配镜者应给予处方配镜,已经配镜者确定屈光度有无改变。检查角膜接触镜度数是否需要调整。再次强调弱视治疗。

总之,术后每次复诊在有可能的情况下都应该查视力,查红光反射,做裂隙灯检查,观察前房的炎症反应程度,测眼压。术后1月应该散瞳做眼底检查。

4.长期的定期复诊

儿童无晶状体眼和人工晶状体眼每次复诊,除了应该做常规的视力测量、裂隙灯眼前段检查、眼底检查、眼压测量之外,都应该做验光检查,决定眼镜或角膜接触镜的度数是否需要改变。这是因为儿童无晶状体眼和人工晶状体眼屈光改变比正常有晶状体眼快,而且有快速向近视方向漂移的倾向,通常要比正常儿童更频繁地更换眼镜或角膜接触镜。由于失去了正常晶状体的调节作用,验光并不需要使用睫状体麻痹散瞳剂。近视的超常快速加深,有可能是继发青光眼的表现,应该做相应检查,以防漏诊。评估弱视治疗的效果也是每次复诊的重要部分。

三、弱视治疗

尽管近年来婴幼儿先天性白内障的手术技术已取得很大进步,但是术后对患儿弱视治疗的困难极大地影响了最终的治疗效果,这在单眼发病的病例中尤为明显。因为无晶状体眼或人工晶状体眼是无法和健眼相比的,因而对于单眼先天性白内障患儿,在行单侧白内障手术后,需要尽早使用更有效的遮盖疗法。对于双侧白内障术后患儿,如双眼注视不同,或视力有差别,应遮盖视力较好的一眼,来最大程度恢复患儿视功能。因此,年龄较小的仍处于易患弱视阶段的儿童,应强调术后尽早屈光矫正,弱视治疗,并严格随访至10~12岁。而弱视治疗的关键在于家长的配合。对于家长的教育也是弱视治疗中重要的部分,只有配合医生遵守医嘱治疗的儿童,才会有好的治疗结果。笔者常常对患儿的家长说:"作为医生,我尽管为你的孩子做了最好的手术,也配了最合适的角膜接触镜(或者眼镜),但是他将来的视力好坏就要靠他在家里的遮盖治疗了"。对于那些最终获得良好视力的儿童,笔者总是感谢他们的家长,是他们的努力给了孩子较好的视力。

第二节　术后炎症反应

先天性白内障患儿术后早期最常见的并发症是炎症反应，由于近年来微创手术技术的不断提高，白内障手术对虹膜的刺激减少及人工晶状体材料的改变加之囊袋放置人工晶状体，大大减少了术后的炎症反应，即使在很小的婴幼儿，严重的炎症反应及前葡萄膜炎也已经不常见。通常儿童白内障手术后炎症反应较成人重，其原因是婴幼儿发育不完善，手术刺激下虹膜极易发生渗出反应所致。炎症反应主要表现为，前房纤维素性渗出反应，渗出物可从絮状到机化膜形成。炎症反应可导致 IOL 光学面色素沉着、虹膜后粘连、瞳孔变形、瞳孔阻滞，甚至继发性青光眼、IOL 偏心移位夹持。而葡萄膜炎的发生及严重程度与手术操作粗糙、不必要的虹膜骚扰、虹膜损伤、皮质残留、人工晶状体材质及人工晶状体眼内位置不当等有直接关系。预防及治疗术后炎症反应对患儿术后视力恢复尤为重要。

术中轻柔操作，避免虹膜损伤，尽量实现虹膜零接触，均有利于控制炎症反应。此外，人工晶状体材料也与术后炎症反应有关，疏水性丙烯酸酯人工晶状体由于其良好的生物相容性，术后炎症反应程度轻，人工晶状体表面色素沉积及虹膜后粘连发生率均低于 PMMA（聚甲基丙烯酸甲酯）人工晶状体。人工晶状体位置也直接影响术后炎症反应程度，人工晶状体囊袋内植入与睫状沟固定或人工晶状体夹持固定相比，术后炎症反应程度最轻。

婴幼儿常在术后 1~4 天出现炎症反应高峰，轻者临床症状较隐匿，仅表现为中度结膜充血。严重的渗出反应常出现在术后 3~4 天，表现为纤维蛋白样膜状物形成，人工晶状体光学部前后表面沉积物，及瞳孔后粘连。可应用糖皮质激素眼药频点，在术后 1 周内每日 6~8 次，甚至每小时 1 次。同时，使用长效睫状肌麻痹剂，如阿托品每晚 1 次。对于严重病例，可联合全身糖皮质激素治疗，有效减轻炎症反应。

渗出反应较重的患儿，术后可在瞳孔缘、人工晶状体前表面或后表面形成机化膜，造成瞳孔膜闭。轻者或年龄较大的患儿可使用 Nd:YAG 激光行机化膜切开，并消除 IOL 表面沉积。对于婴幼儿厚而致密的机化物则只能依赖手术，机械性取出机化膜。先天性白内障术后约有 1/3 的患儿发生虹膜后粘连，主要是由于炎症反应、机化膜形成及纤维和上皮增生所致。这部分患儿均有不同程度的瞳孔变形或瞳孔上移。对于不影响视力的患眼，往往不需处理，严重的瞳孔上移，可行 YAG 激光或手术切开使瞳孔下移。

　　此外,在一些临床研究中,也提出使用多种酶制剂,利用其溶解作用,减少渗出反应或机化物形成,但均因纤维素性渗出溶解不完全、炎症反应复发、前房积血、角膜内皮细胞失代偿或带状角膜病变等,未在临床中使用。

　　如前所述,现代的儿童白内障手术及药物处理技术已经使儿童白内障患儿术后炎症反应明显降低,严重的炎症反应并不常见。但术后仍应密切随访,及时给予必要治疗和处理,以有效地减少组织反应,改善患儿的视功能。

第三节　后囊膜混浊

　　后囊膜混浊是先天性白内障术后常见并发症之一(图 7-3-1)。主要是由于晶状体上皮细胞向后囊膜或玻璃体前界膜移行、增殖、分化而形成。与成人不同,当术中保留完整的后囊膜时,儿童后发性白内障发生率明显高于成年人。这与儿童眼的解剖与生理特点相关。儿童眼晶状体上皮细胞活性高,术后患儿炎症反应严重,这两方面均易导致 PCO 的发生。有研究证实,在儿童眼中,当保留完整的后囊膜时,95.8% 的患儿术后 3 个月内会出现后囊膜的快速混浊。后发性白内障发生的高峰时间往往在术后 18 个月。 中央 3mm 区域内的 PCO 会对高、低对比敏感度产生影响,导致不可逆的形觉剥夺性弱视。在出生后生长发育的关键时期,形觉剥夺将导致眼轴增长、眼球发育延迟。预防及治疗儿

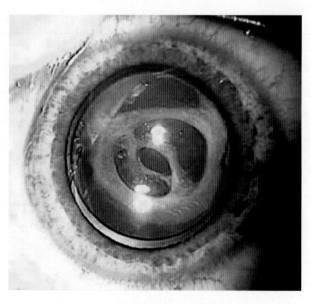

图 7-3-1　后发性白内障(视轴区混浊)

童 PCO 的目的在于延缓视轴区域后囊膜混浊的发生,预防弱视。当 PCO 发生并影响视力时,应及时检查并给予适当的治疗。

1.PCO发生的影响因素

PCO 的发生与后囊切开过小,前玻璃体切除不足及手术时患儿的年龄、人工晶状体材料、结构设计与 IOL 位置,以及术后的炎症反应程度等有关。后囊撕开过小或仅撕开后囊却不做前部玻璃体切除者,PCO 发生率极高。这里要反复强调的是,在婴幼儿白内障手术时,一期后囊膜切开联合前玻璃体切除是防止术后 PCO 发生的必要步骤。

在手术时,患儿年龄越小,其术后炎症反应及 PCO 发生程度越高。据统计,1 岁以下的 PCO 发生率为 1 岁以上 PCO 发生率的 4.7 倍。疏水性丙烯酸甲酯,由于其生物相容性较好,术后炎症反应及 PCO 发生率低于 PMMA IOL。这两类人工晶状体植入术后引起的 PCO 可表现为不同的形式。疏水性丙烯酸甲酯 IOL 其 PCO 的特点可概括为 3P:增生的(Proliferative)、平静的(Placid)和延迟的(Prolonged);PMMA IOL 其 PCO 特点可概括为3F:纤维性(Fibrous)、剧烈的(Fierce)和快速的(Fast)。此外,人工晶状体的直角方边设计在成人眼中可有效预防 PCO,在儿童白内障中,同样可以起到减少或延缓术后 PCO 发生的作用。采用同种材料的单片和三片式人工晶状体,发现三片式人工晶状体其术后 PCO 的发生率及再次手术率均高于单片式人工晶状体。人工晶状体囊袋内植入,可以减少术后炎症反应,避免瞳孔夹持,并加强 IOL 方边设计对晶状体上皮细胞的阻挡,从而减少PCO 的发生。

患儿眼部及全身疾病情况也与 PCO 发生有关。永存玻璃体动脉、小眼球、小角膜、格雷综合征、眼弓蛔虫病、扁平部睫状体炎及风湿性关节炎等患者,均有较高的 PCO 发生率。

2.降低儿童白内障术后PCO发生率的主要措施

(1)**精细的手术操作**:儿童白内障由于其眼球小、角膜小、手术操作空间有限、前囊膜韧性大及眼球壁软等因素,手术有较高的技术难度。应尽量实现连续环形撕囊(CCC),保证 IOL 囊袋内植入。撕囊口径不宜过小,使撕囊口边缘刚好覆盖人工晶状体光学部边缘,形成良好的融合和密闭空间,阻止晶状体上皮细胞的移行增殖。此外,也有医生建议完成多象限水分离,保证皮质与囊膜充分分开,利于完全清除晶状体皮质纤维,延缓PCO 发生。

(2)**一期后囊膜切开联合前段玻璃体切割术**:使用镊子或玻切头进行后囊膜连续环形撕囊,撕囊口直径应小于前囊膜开口,大小为 4.5~5mm。然而,PCCC 虽可延缓 PCO

的发生,但并不能阻止 PCO。后囊膜连续环形撕囊后,残存的晶状体上皮细胞可在完整的玻璃体前界膜表面沉积,进一步移行、增殖、分化,从而再次形成视轴区混浊。因而,需要同时进行前段玻璃体切除术,这样可破坏玻璃体前表面的支架作用,延缓视轴区混浊的发生,从而降低 PCO 的发生率。

(3)**IOL 的夹持固定**:利用前后囊膜融合限制晶状体上皮细胞移行来降低 PCO 发生率。实现 IOL 夹持固定的前提是良好的 ACCC 和 PCCC,撕囊口略小于 IOL 光学部边缘。然而夹持固定也有其缺点,术后人工晶状体位置不稳定,易发生 IOL 偏心、移位,甚至全脱位,还可加重术后炎症反应,形成渗出物或机化膜等。有研究表明,进行 IOL 夹持固定,而未行前段玻璃体切割术,术后仍会发生 PCO。因此,这种方法的使用仍存在争议。

(4)**后发性白内障的药物预防**:可预防后发障的药物仍处于实验阶段,如抗代谢药物(丝裂霉素和咖啡因酸)、苯脂、免疫毒素、抗生长因子。其作用包括防止晶状体上皮细胞增殖、移行或分化,形成纤维细胞或增殖膜而黏附于人工晶状体或玻璃体前界膜。此类药物在预防后发性白内障的同时,存在对角膜或眼内其他组织的毒性作用。因此,并未在临床中应用。我们仍在寻找一种药物,在有效地阻止晶状体上皮细胞增生、分化和黏附的同时,不对其他眼内组织产生伤害。将其修饰于人工晶状体长期作用,或一次性眼内注射来达到预防后发性白内障的目的。此外,研究者还提出利用有复制缺陷的腺病毒载体的基因疗法,或具有抗晶状体上皮细胞增殖分化作用的单克隆抗体,来预防后发性白内障。虽然这种方法仍处于实验阶段,但很有可能成为最具前景的预防手段。

3.儿童后发性白内障的治疗

(1)**Nd:YAG 后囊膜切开**:对于增殖不严重的后囊膜混浊,可以使用 Nd:YAG 行后囊膜切开术。由于需要良好配合,因此该治疗方式一般适用于年龄大于 5 岁、配合程度较好的患儿。并建议在后囊混浊较轻时进行,这是因为,当后囊混浊较重时,需要使用较高的能量,打较多次激光。有条件的地方也可以在全麻下进行(图 7-3-2)。激光治疗的优点:无创、操作简单、视网膜脱离等并发症发生率低。缺点包括:损伤 IOL 光学部、IOL 移位、视轴区再次混浊发生率高等。这是由于激光虽然打开混浊的后囊膜,但不能解决完整的玻璃体前界膜,为再生上皮组织提供支架作用的问题,而且玻璃体前界膜表面还是炎症细胞、色素上皮细胞及碎片的附着地。因为儿童的玻璃体含水量少,打开的后囊膜不像成人后囊膜那样可以掉到视轴以下,而是常常漂在视轴区(图 7-3-3),继续对视力造成影响。有报道显示,后囊膜完整保留的患儿,术后需要多次激光治疗(图 7-3-4)。因此,年龄小的儿童还是要强调一期后囊膜切开联合前部玻璃体切除来减少 PCO 的发生。

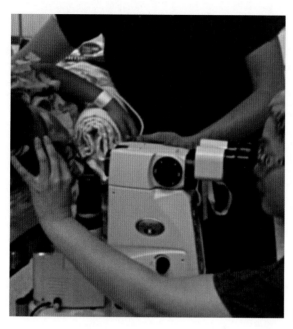

图 7-3-2　全麻下后囊 YAG 激光

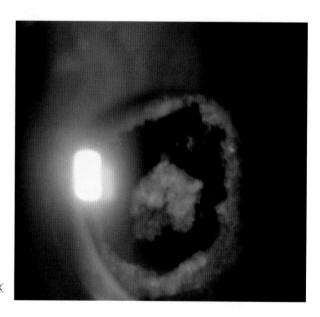

图 7-3-3　YAG 后混浊物漂浮在视轴区

而年龄较大的儿童激光后囊膜截开可以达到比较满意的结果。

（2）**二期手术行增殖膜切开联合前段玻璃体切割术**：对于增殖严重且致密的后发性白内障，Nd：YAG 治疗往往效果不佳，此时，应进行二期增殖膜切开术联合前段玻璃体切割术（图 7-3-5）。手术方式首选 25G 经睫状体扁平部前段玻璃体切割术。经睫状体扁平部入路可使操作更加简便，清除后囊膜撕囊口后方玻璃体更为充分，破坏玻璃体前表

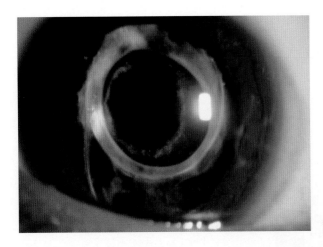

图 7-3-4　多次 YAG 后

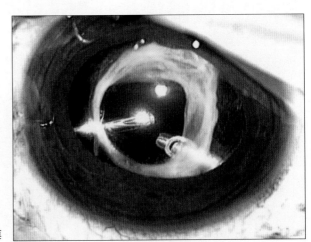

图 7-3-5　前段玻切切除增殖膜

面的支架作用,减少再混浊的概率。

先天性白内障术后 PCO 是引起视功能再次下降或弱视的重要原因。术前对患儿进行充分评估,术中操作轻柔,适当采用后囊膜切开及前段玻璃体切割术,术后长期随访,及时给予激光或手术治疗是避免 PCO 导致不可逆转弱视的关键。

第四节　继发性青光眼

继发性青光眼是儿童白内障手术后较为常见的并发症。尽管现代儿童白内障微创手术技术不断提高,且人工晶状体的使用逐渐增加,继发性青光眼仍然是儿童白内障手术后备受关注的问题。目前,尚不明确继发性青光眼的发病原因,也没有统一的能够对所有继发性青光眼都有效的治疗方式。继发性青光眼发病率的报道差异也很大,有低至5%,也有高达41%。而且继发性青光眼可能发生的时间范围也很长,从手术后立即发生,到许多年之后发生。婴幼儿眼压测量及眼部检查较为困难,继发性青光眼的早期诊断和及时有效的处理是十分重要并具有挑战性,尽可能减少高眼压对视力的远期损伤。随着手术技术的提高,术后药物的应用,由于瞳孔阻滞引起的继发性青光眼发病率已经明显降低。而迟发的青光眼却随着随访时间的延长而相对增多。目前白内障术后青光眼的发病机制尚不清楚,是否存在房角异常,是否有术后慢性炎症,是否这些儿童本来就是白内障青光眼并存或是早期手术造成了房水排出系统的永久性损伤,这些问题都有待医学人士的解决。继发性青光眼的影响因素复杂多样,包括诸多方面:手术时患儿的年龄、术前存在的眼部异常、小角膜、白内障类型、晶状体蛋白、炎性细胞和残留的晶状体组织、慢性炎症、摘除白内障的手术方式、人工晶状体是否植入与植入方式及术后随访时间等。施行手术时患儿年龄较小(<1 岁),也被认为是引起术后青光眼的危险因素之一。是否由于房角组织仍未发育成熟,且手术时造成损伤所致目前尚未明确。因此,先天性白内障单眼患儿,将手术时间选在婴儿 4 周以后。而最近的 IATS 结果建议考虑推迟到婴儿 6 周时手术。在控制白内障摘除的手术时间,保证手术轻柔操作的同时,还应注意炎症反应的预防。术中尽量彻底清除晶状体皮质,避免残留,适当行前囊膜及后囊膜抛光,术后使用抗生素、激素及睫状肌麻痹剂联合控制炎症,均可以降低继发性青光眼的发生。此外,还需要注意,先天性白内障患儿往往合并其他全身或眼部疾病,如 Lowe 综合征、先天性风疹病等,均与青光眼、白内障的发生密切相关。一部分学者认为,无晶状体眼状态是导致青光眼的一个重要原因。人工晶状体囊袋内植入后将前后房隔开,其青光眼发生率较无晶状体眼低。然而另有报道认为,IOL 的植入对于继发性青光眼的发生并没有保护作用,术后继发性青光眼可发生于先天性白内障术后的任何时间。因此,应对白内障术后的无晶状体眼或者人工晶状体眼患儿进行终身随访。

继发性青光眼的治疗

青光眼发生后,需首先排除一些危险因素,如瞳孔膜闭、皮质残留、炎症反应较重、激素性青光眼等。如前所述,随着手术技术的提高,由于瞳孔阻滞引起的闭角性青光眼已经不常见,一旦发生,治疗以手术或者激光周边虹膜切除为主。如为开角型青光眼,治疗方法与先天性青光眼不同,先天性青光眼通常需要手术治疗,而白内障术后继发性开角型青光眼应该首选药物治疗。使用一种或多种抗青光眼药物,通常首先使用的是 β 受体阻滞剂或者碳酸酐酶抑制剂,这两类药均可降低房水生成。0.25%的噻吗洛尔每天 2 次,儿童通常接受良好。但有哮喘及心脏病的患儿应避免使用,可以首先使用碳酸酐酶抑制剂,每天 2~3 次。也可使用这两类药的复方制剂。虽然拟前列腺素药物是成人青光眼治疗的一线药,但其治疗无晶体眼继发性青光眼的效果并不理想,因而在这一类青光眼的治疗中常被视为第二三线药物。如若药物无法控制,则需进行手术治疗,包括青光眼引流阀植入术、小梁切除术、小梁切开术、房角切开术及睫状体光凝术。根据目前的文献报道,引流阀植入术对无晶体眼继发性青光眼治疗效果较好,而联合丝裂霉素的小梁切除术则治疗效果不佳,且会增加感染的风险,当所有手术失败时,可考虑睫状体光凝术。

第五节　其他并发症

1. 感染性眼内炎

虽然白内障术后眼内感染并不常见,但其可以导致严重的视力丧失,是白内障手术后严重的并发症。儿童白内障术后眼内炎的发生率为 0.07%,与成人无明显差异。预防手段包括,术前检查治疗感染性疾病,如泪道阻塞造成的感染。可手术前 1~3 天使用抗生素眼药水。在手术前,使用 5%聚维酮碘眼周组织消毒和结膜囊冲洗十分重要。目前,在欧美均认为,在灌注液中添加抗生素对防止眼内炎的发生并没有帮助,但在国内仍有一些医院应用,可能与环境、种族差异有关。手术过程要保证无菌,选择安全的手术切口方位,密闭缝合,防止切口渗漏,可减少眼内炎发生。儿童白内障医生通常比成人白内障手术医生更多选择缝合切口,即使是 25G 的微切口也应缝合。手术结束后,可选择加点聚维酮碘。使用抗生素眼膏包扎术眼,并在术后一周内使用抗生素。由于患儿对术后视力下降无法明确感知和表达,故术后需定期随访。再次强调,儿童白内障手术切口严密缝合十分重要。另外,文献报道术中抗生素眼内注射,也有助于降低眼内炎的发生。

2. IOL 夹持/异位

主要与术中囊袋撕裂、玻璃体脱出、虹膜损伤、人工晶状体不能植入囊袋内、术后前房内炎症反应及后囊膜机化增生有关。IOL 瞳孔夹持若对视力无明显影响,无其他合并症,可保守治疗,长期观察。若合并视力明显下降、复视、异物感、畏光、眩光、炎症反应加重或合并继发性青光眼,应及时行手术治疗。手术方法包括 IOL 调位、IOL 取出、IOL 置换及瞳孔成形等。

3. 视网膜脱离

由于现代白内障手术技术的更新和提高,儿童白内障术后视网膜脱离已不常见,发生率为 1%~1.5%。高危险因素包括外伤性白内障、晶状体脱位、Sticker 综合征及存在周边视网膜缺陷。视网膜脱离的发病机制尚无明确结论,但手术中小心处理玻璃体,避免牵拉或者伤口嵌夹,可以减少视网膜脱离的发生。此外,先天性白内障术后玻璃体视网膜界面可发生继发性改变,有可能导致视网膜脱离的发生。由于视网膜脱离可能在白内障术后多年发生,长期的随访检查十分重要。

4. 其他手术并发症

如黄斑囊样水肿,在儿童白内障手术后并不常见。

第六节　斜视与儿童白内障

斜视在儿童白内障中很常见。无论是单眼或者双眼白内障都有可能造成双眼的感知和运动的差别从而导致融合破坏而出现眼位不正。斜视可能出现在白内障手术之前或者之后。发病早的单眼白内障发生斜视的危险性最高,而发病晚的双眼白内障发生斜视的危险性最低。斜视的出现通常是白内障存在已久,弱视已很严重的指征。斜视也常发生在白内障术后,常常与术后不带镜、不做屈光矫正或矫正不当有关。据文献报道,白内障术前斜视率为 33.3%,术后为 78.1%。尽早行白内障手术治疗,且在合适时机植入人工晶状体,将有助于改善斜视。

第七节　弱视

与双眼先天性白内障相比,单眼发病患儿术后更易产生弱视。儿童白内障术后屈光度的不断改变,PCO发生率较高也是弱视形成的重要原因。因此,及早处理原发病及并发症,进行及时的屈光矫正和严格的遮盖治疗是预防弱视的关键。可以说,白内障尤其是单眼白内障治疗的成功与否取决于弱视的治疗效果。

第八节　眼球震颤

眼球震颤的出现往往提示预后不良,表明形觉剥夺性弱视的出现,患儿视力低下。如果先天性白内障患儿在出生后4个月时仍未行白内障摘除,则常常出现眼球震颤。有研究表明,对于出现眼球震颤的患儿,其最佳矫正视力往往低于20/50。

总的来说,由于儿童特有的眼部特点,手术难度较大,术后炎症反应重和婴幼儿的不合作导致检查困难,先天性白内障患儿的术后护理及并发症处理较成人更为复杂且具挑战性。因此,术前充分评估,术中轻柔操作,术后规范用药,及早进行弱视训练都极为重要。医生还应长期密切随访患儿,及时发现并治疗术后并发症,争取让先天性白内障患儿拥有更好的视觉质量。

(王晓红 梁景黎)

参考文献

1. A maiden H, Karimian F, Faʻfarinasab MR, Postoperative Medications and Follow-up In: Wilson ME, Trivedi RH, Pediatric Cata-ract Surgery: Techniques, Complications and Management. Philadelphia, PA: Lippincott Williams & Wilkins, 2014, 295–302.

2. Rajpal RK, Glaser SR. Antiseptics and disinfectants. In: Zimmerman TG, ed. Text book of Ocular Pharmacology. New York, Philadelphia, PA: Lippincott-Raven, 1997, 661–665.

3. Ogawa GSH, Hyndiuk RA. Fluoroquinolones. In: Zimmermann, ed. Textbook of Ocular Pharmacology. Philadelphia, PA: Lippincott-Raven, 1997, 537–548.

4. Solomon R, Donnenfeld ED, Perry HD, et al. Penetration of topically applied gatifoxacin 0.3%, moxifoxacin 0.5%, and ciprofoxacin 0.3% into the aqueous humor. Ophthalmology 2005, 112:466–469.

5. McCulley JP, Caudle D, Aronowicz JD, et al. Fourth-generation fuoroquinolone penetration into the aqueous humor in humans. Ophthalmology 2006, 113:955–959.

6. Ta CN, Egbert PR, Singh K, et al. Prospective randomized comparison of 3-day versus 1-hour preoperative o-foxacin prophylaxis for cataract surgery. Ophthalmology 2002,109:2036-2040.

7. Ellis FO. Ocular anti-infammatory agents. In: Zimmermann, ed. Textbook of Ocular Pharmacology. Philadelphia, PA: Lippincott-Raven, 1997,801-804.

8. Praveen MR, Shah SK, Vasavada VA, et al. Triamcinolone-assisted vitrectomy in pediatric cataract surgery: intraoperative effectiveness and postoperative outcome. J AAPOS 2010,14: 340-344.

9. Wilson ME, Trivedi RH, Intraoperative and postoperative complications, In: Wilson ME, Trivedi RH, Pediatric Cataract Surgery: Techniques, Complications and Management. 2nd edition, Philadelphia, PA: Lippincott Williams & Wilkins, 2014,329-346.

10. Kim SJ, Flach AJ, Jampol LM. Nonsteroidal anti-infammatory drugs in ophthalmology. Surv Ophthalmol 2010, 55: 108-133.

11. Miyake K, Ota I, Miyake G, et al. Nepafenac 0.1% versus fuorometholone 0.1% for preventing cystoid macular edema after cataract surgery. J Cataract Refract Surg 2011,37:1581-1588.

12. Shepard D, Christiansen SP, Jacohi KW, et al. Consultation section: pediatric cataract. Ann Ophthalmol 1999, 31:212-215.

13. Ellis FD. Cycloplegic agents. In: Zimmerman TG, ed. Textbook of Ocular Pharmacology. Philadelphia, PA: Lippincott-Raven, 1997,787-789.

14. Ellis FD. Topical ophthalmic preparations used for infants and children. In: Zimmerman TG, ed. Textbook of Ocular Pharmacology. Philadelphia, PA: Lippincott-Raven, 1997,783-786.

15. BenEzra D, Cohen E. Cataract surgery in children with chronic uveitis. Ophthalmology 2000,107:1255-1260.

16. Javid MA, Abmadien H, Feizi, S, opacification of the ocular media, In: Wilson ME, Trivedi RH, Pediatric Cataract Surgery: Techniques, Complications and Management. 2nd edition, Philadelphia, PA: Lippincott Williams & Wilkins, 2014,347-356.

17. Wilson ME, Trivedi RH, Facciani JM, postoperative glaucoma, In: Wilson ME, Trivedi RH, Pediatric Cataract Surgery: Techniques, Complications and Management. 2nd edition, Philadelphia, PA: Lippincott Williams & Wilkins, 2014,357-370.

18. Birch EE, Cheng C, Vu C, et al. Oral reading after treatment of dense congenital unilateral cataract. J AAPOS 2010,14:227-231.

19. Huang Y, Dai Y, Wu X, et al. Toxic anterior segment syndrome after pediatric cataract surgery. J AAPOS 2010,14:444-446.

20. Klais CM, Hattenbach LO, Steinkamp GW, et al. Intraocular recombinant tissue plasminogen activator fibrinolysis of fibrin formation after cataract surgery in children. J Cataract Refract Surg 1999,25: 357-362.

21. Haargaard B, Ritz C, Oudin A, et al. Risk of glaucoma after pediatric cataract surgery. Invest Ophthalmol Vis Sci 2008,49:1791-1796.

22. Kuhli-hattenbach C, Luchtenberg M, Kohnen T, et al. Risk factors for complications after congenital cataract surgery without intraocular lens implantation in the first 18 months of life. Am J Ophthalmol 2008,146:1-7.

23. Rabiah PK. Frequency and predictors of glaucoma after pediatric cata-ract surgery. Am J Ophthalmol 2004, 137:30-37.

24. Trivedi RH, Wilson ME Jr, Goloub RL. Incidence and risk factors for glaucoma after pediatric cataract surgery with and without intraocular lens implantation. J AAPOS 2006,10:117-123.

25. Wheeler DT, Stager DR, Weakley DR Jr. Endophthalmitis following pediatric intraocular surgery for congenital cataracts and congenital glaucoma. J Pediatr Ophthalmol Strabismus 1992,29:139-141.

26. Chrousos GA, Parks MM, O'Neill JF. Incidence of chronic glaucoma, retinal detachment and secondary membrane surgery in pediatric aphakic patients. Ophthalmology 1984,91:1238–1241.

27. Infant Aphakia Treatment Study Group, Lambert SR, Buckley EG, et al. A randomized clinical trial comparing contact lens with intraocular lens correction of monocular aphakia during infancy: grating acuity and adverse events at age 1 year. Arch Ophthalmol 2010,128: 810–818.

28. Wilson ME Jr, Trivedi RH, Mistr S. Pediatric intraoperative foppy-iris syndrome. J Cataract Refract Surg 2007,33:1325– 1327.

29. Motley WW, Melson AT. Pediatric intraoperative foppy iris syndrome associated with persistent pupillary membrane. JAAPOS 2011,15: 196–197.

30. Trivedi RH, Wilson ME Jr, Bartholomew LR, et al. Opacifcation of the visual axis after cataract surgery and single acrylic intraocular lens implantation in the first year of life. JAAPOS 2004,8: 156–164.

31. Eydelman MB, Tarver ME, Calogero D, et al. The Food and Drug Administration's proactive toxic anterior segment syndrome program. Ophthalmology 2012,119:1297–1302.

32. Lambert SR. Toxic anterior segment syndrome after pediatric cataract surgery. J AAPOS 2010,14:381–382

33. Mullaney PB, Wheeler DT, al-Nahdi T. Dissolution of Pseudophakic fibrinous exudate with intraocular streptokinase. Eye 1996,10(Pt 3):362–366.

34. Carrasquillo AM, Gupta BK, Wilensky JT. Recurrent hyphema in an aphakic child: Swan syndrome. J AAPOS 2001,5:55–57.

35. Lin CJ, Tan CY, Lin SY, et al. Uveitis-glaucoma-hyphema syndrome caused by posterior chamber intraocular lens—a rare complication in pediatric cataract surgery. Ann Ophthalmol 2008,40:183–184.

36. Rabiah PK, Du H, Hahn EA. Frequency and predictors of retinal detachment after pediatric cataract surgery without primary intraocular lens implantation. J AAPOS 2005,9:152–159.

37. Mets MB, Del Monte M. Hemorrhagic retinopathy following uncomplicated pediatric cataract extraction. Arch Ophthalmol 1986,104: 975, 979.

38. Christiansen SP, Munoz M, Capo H. Retinal hemorrhage following lensectomy and anterior vitrectomy in children. J Pediatr Ophthalmol Strabismus 1993,30:24–27.

39. Hoyt CS, Nickel B. Aphakic cystoid macular edema: occurrence in infants and children after transpupillary lensectomy and anterior vitrectomy. Arch Ophthalmol 1982,100:746–749.

40. Spierer A, Nahum A. Changes in astigmatism after congenital cataract surgery and intraocular lens implantation using scleral tunnel incision. Eye 2002,16:466–468.55.

41. Zween J, Mullaney PB, Awad A, et al. Pediatric intraocular lens implantation: surgical results and complications in more than 300 patients. Ophthalmology 1998,105:112–119.

42. Keech RV, Tongue AC, Scott WE. Complications after surgery for congenital and infantile cataracts. Am J Ophthalmol 1989,108:136–141.

43. Koch DD, Kohnen T. Retrospective comparison of techniques to prevent secondary cataract formation after posterior chamber intraocu-lar lens implantation in infants and children. J Cataract Refract Surg 1997,23: 657–663.

44. Hosal BM, Biglan AB. Risk factors for secondary membrane formation after removal. J Cataract Refract Surg 2002,28:302–309.

45. Hutcheson KA, Drack AV, Ellish NJ, et al. Anterior hyaloid face opacifcation after pediatric Nd:YAG laser capsulotomy. J AAPOS 1999,3: 303–307.

46. Peterseim MW, Wilson MW. Bilateral intraocular lens implantation in the pediatric population. Ophthalmology

2000,107:1261-1266.

47. Magnusson G, Abrahamsson M, Sjostrand J. Glaucoma following congenital cataract surgery: an 18-year longitudinal follow-up. Acta Oph-thalmol Scand 2000,78:65-70.

48. Rabiah PK. Frequency and predictors of glaucoma after pediatric cataract surgery. Am J Ophthalmol 2004, 137:30-37.

49. Michaelides M, Bunce C, Adams GG. Glaucoma following congenital cataract surgery—the role of early surgery and posterior capsulotomy. BMC Ophthalmol 2007,7:13.

50. Wong IB, Sukthankar VD, Cortina-Borja M, et al. Incidence of early-onset glaucoma after infant cataract extraction with and without intra-ocular lens implantation. Br J Ophthalmol 2009,93: 1200-1203.

51. Wilson ME, Trivedi RH, Strabismus in the pediatric aphakia and paeudophakia In: Wilson ME, Trivedi RH, Pediatric Cataract Surgery: Techniques, Complications and Management. 2nd edition, Philadelphia, PA: Lippincott Williams & Wilkins, 2014,327-329.

52. Teed RGV, Wallace DK, Amblyopia management in the pediatric cataract patients, In: Wilson ME, Trivedi RH, Pediatric Cataract Surgery: Techniques, Complications and Management. 2nd edition, Philadelphia, PA: Lippincott Williams & Wilkins, 2014,320-326.

前部或全部玻璃体切割、小梁切除术或其他滤过性手术,总之,一切都应根据眼部具体存在的病况综合考虑。当患者无光感,且发展为难治性青光眼时,眼球摘除可能是最好的选择。

四、弱视

由于 PHPV 及并发症造成的视轴遮挡,以及术后的无晶状体,可使许多患儿出现弱视。在手术后,应该尽早对无晶状体眼进行矫正,佩戴角膜接触镜或双眼戴眼镜。手术后,每个儿童应试用短期(2 个月)的弱视遮盖治疗。但如果注意到没有视力改善时,应当及时终止,以避免不当的方法让健眼损害。防止弱视、眼球震颤和斜视,早期手术介入治疗先天性白内障被认为是最有效的手段之一。

第三节　手术适应证及手术时机的选择

由于临床表现变化多样,至今没有统一的治疗标准。治疗原则是早发现,早诊断,积极治疗。尽可能在出现继发性闭角型青光眼、眼内出血、牵拉性视网膜脱离、弱视前手术,矫正屈光视轴的混浊,解除诱发并发症的机制,以获得好的治疗效果。手术时间应选择在出生后最初的 3 个月内,最早可在 2 个月。早期手术治疗的目标是解除引起并发症的危险因素,阻止组织病变进一步发展,从而保存眼球和恢复有用视力。在严重的 PHPV 眼,记录不到视觉诱发电位,没有光感,重度传入性瞳孔障碍,不应进行手术。手术的相对禁忌证是长期顽固的青光眼,严重的小眼球或轻度且无进行性加重 PHPV。

随着对 PHPV 进一步了解和手术设备及技术的发展,手术适应证已有所放宽。对于单纯的前部 PHPV,尽早施行晶状体切除、膜切割和前部玻璃体切割。术中尽量注意切除晶状体后纤维血管膜,术后应及时矫正无晶状体屈光状态,及健眼遮盖治疗弱视。该手术的目的是为了挽救有用视力,并防止或减轻青光眼及弱视纠正。

后部 PHPV:应用联合超声乳化白内障手术和三通道的平坦部玻璃体切割术,切除白内障、晶状体后纤维血管膜,松解与视网膜粘连的纤维血管组织,复位视网膜。

在眼部条件允许的情况下,可以考虑同时植入人工晶状体。

灵敏的瞳孔对光反射及正常的 ERG 是手术预后良好的标志。

第四节 常用手术方式

目前,常用手术方式有:经角巩膜缘和经睫状体平坦部两种手术入路方式。

一、经角巩膜缘(前节入路)切除白内障及晶状体囊膜后纤维血管膜

从角巩膜缘入路去除白内障及晶状体囊膜后纤维血管膜。这种方法的主要优点有利于避开周边视网膜,不会接触睫状体或不会牵引增殖膜。前部入路于三点和九点位置做两个角膜缘切口:颞上方的切口放入玻切头,颞下方切口放入前房灌注维持前房。前囊撕开,晶状体在囊内被吸出。后囊切开,切除增殖膜,在膜厚而且硬的情况下,可用23G或25G眼内剪将膜剪成足够小的碎片,再用玻切头去清除。通过在后囊的开口,前部玻璃体及前部的永存玻璃体动脉可以被切除。此时,如果后节检查无特殊异常,可以考虑同期人工晶状体植入囊袋内或睫状沟。如果后囊膜不能完全切干净时,注意务必在睫状突之间把残留的环形膜样组织做放射状全层切开,以减少纤维膜再生。

二、经睫状体(后节入路)切除晶状体囊膜后纤维膜及条索

如果晶状体后囊膜增殖过于厚重,面积较大时,手术操作可能范围较大。因此,角膜缘前节入路有可能将睫状体和周边视网膜向前拖拽,造成医源性损伤。而睫状体平部(角膜缘后1~3mm)入路则可能相对减少手术对角膜和前房角的损伤,手术中更易清除晶状体皮质,彻底切除血管膜,松解牵拉,复位视网膜。如图8-4-1为采用后路术式的

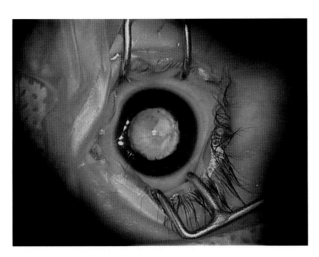

图8-4-1 晶状体囊膜后纤维血管膜

1 例病例的术前照相。采用后路,玻切头在十点位置角膜缘后 1.5~2mm 进行巩膜切开。MVR 刀片切开晶状体前囊。玻切头从巩膜切口进入,吸除晶状体。切除晶状体囊和相邻的晶状体后膜。如后膜太厚,可用微创眼内剪将后膜剪成足够小的碎片,再用玻切头去除(如图 8-4-2)。然后,行前段玻璃体切割并除去玻璃体茎的前部。玻璃体动脉出血通常可以通过提高灌注压力或电凝出血残端控制。所有的晶状体及囊采用后路被移除后,术眼为无晶状体眼。当后段还同时存在其他异常情况,如网膜牵拉脱离时,则可根据情况进行完整的后部玻璃体切除,剥膜,松解视网膜牵引及褶皱,以及气液交换等。对于后部及混合型 PHPV 的病例采用后节入路,可如上先做 2 个切口。当完成白内障手术和瞳孔区膜的处理之后,如果眼后节需要处理,再做第三个切口完成以后的操作。

前路手术方法主要的并发症是角膜内皮失代偿,而后路的手术方法主要的并发症是玻璃体动脉出血和医源性视网膜裂孔及视网膜脱离。

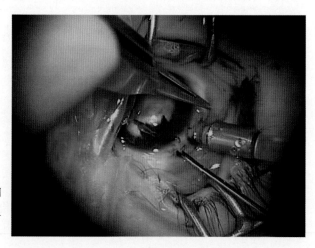

图 8-4-2 晶状体后纤维膜太厚,术中可用 MVR 刀、微创眼内剪将纤维膜划开或剪成足够小的碎片,再用玻切头去除

三、术中玻璃体及视网膜的处理

后路方法最常见的并发症是医源性视网膜裂孔和视网膜脱离。一方面巩膜切口应该尽可能靠前,术中要仔细检查周边部视网膜,以防遗漏裂孔。另一方面在切断纤维血管蒂(纤维血管结缔组织)时,一定不要切得太短,要看有没有粗细分明的地方。如果不清楚,越靠前切越好,至于过多的残留部分,不会有其他影响。PFV 残存的原始玻璃体动脉血管在眼内的残留位置和病理严重程度变异性相当大,稍有不慎就有可能发生手术切口穿过病理移位的眼内组织或异常的脉管结构。一旦发生,很难处理,而且预后结果较差。这是因为在儿童增殖性玻璃体视网膜病变视网膜脱离的复发率很高。我们建议在术前最大程度地通过 B 超获得患者的解剖资料来补充临床检查资料,设计出最安全的

手术方案。特别要注意手术切口的选择及对术中出血的处理。

第五节　常见手术并发症的处理

一、出血

在手术中,纤维血管蒂的出血可引起术中和术后的玻璃体积血或前房积血,加重术后反应。为此,在切除任何纤维血管膜或蒂时,都要预先进行电凝处理。

二、视网膜脱离

在手术中,一方面要仔细、经常地检查周边部视网膜,以防遗漏裂孔;另一方面在切断纤维血管蒂时(纤维血管结缔组织),一定不要切得太短,要看有没有粗细分明的地方。如果不清楚,越靠前切越好,以避免伤及内里的残存动脉血管和皱褶在内的视网膜。假如在切除后仍发生出血,则可先增加灌注压,再用眼内电凝器做进一步处理。

三、囊后纤维膜再生

由于手术本身不可能彻底清除晶状体纤维增殖膜组织和细胞,这些膜性组织和细胞的增殖特性有可能成为再次复发的原因。在处理增生膜时,不要满足于建立视轴通路,应考虑在睫状突之间做残留环形膜样组织的全层放射状切开,如图8-5-1,减少术后纤维血管膜复发率。

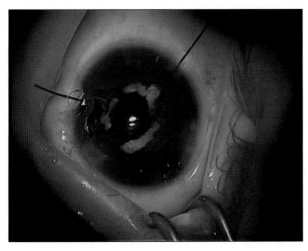

图8-5-1　在处理增生膜时,在睫状突之间做残留环形膜样组织的全层放射状切开

第六节　术后随访及视功能重建原则

为使 PHPV 患儿获得良好的视功能，不论采用何种手术方法，术后都要及早进行光学矫正和弱视训练。此过程往往需要长期的随访和进行视功能重建的治疗。前部 PHPV 手术治疗后视力恢复的可能性较大，累及后部的则视力恢复有限。无晶状体眼需佩戴角膜接触镜或戴眼镜矫正，以治疗弱视。由于 PHPV 常合并小眼球，角膜接触镜需要一个高折射率，否则很难戴在小角膜上。最近的报告显示，PHPV 眼通过人工晶状体植入可恢复视力，而且在前节手术过程中同时植入人工晶状体也是可行的。PHPV 患儿需要多年细心随访，一旦发现术后常见的并发症，如青光眼和后发性白内障的形成，需要进一步治疗。为了 PHPV 患儿获得良好的生活质量，治疗的目标应包括保存有用视力，以及达到良好的美容效果。

（何宇光　张珑俐）

参考文献

1. Haddad R, Font RL, Reeser F. Persistent hyperplastic primary vitreous: a clinicopathologic study of 62 cases and review of literature. Surv Ophthalmol. 1978, 23:123–134.

2. Li-Sheng Cheng, et al. Surgical Results of Persistent Fetal Vasculature. Chang Gung Med J 2004, Vol. 27 No. 8: 602–608.

3. Dass AB, Trese MT. Surgical results of persistent hyperplastic primary vitreous. Ophthalmology 1999, 106:280–4.

4. Mittra RA, Huynh LT, Ruttum MS, et al. Visual outcomes following lensectomy and vitrectomy for combined anterior and posterior persistent hyperplastic primary vitreous. Arch Ophthalmol 1998, 116:1190–4.

5. Karr DJ, Scott WE. Visual acuity results following treatment of persistent hyperplastic primary vitreous. Arch Ophthalmol 1986, 104:662–7.

6. Pollard ZF. Results of treatment of persistent hyperplastic primary vitreous. Ophthalmic Surg 1991, 22:48 –52.

7. Federman JL, Shields JA, Altman B, Koller H. The surgical and nonsurgical management of persistent hyperplastic primary vitreous. Ophthalmology 1982, 89:20–4.

8. Stark WJ, Lindsey PS, Fagadau WR, Michels RG. Persistent hyperplastic primary vitreous. Surgical treatment. Ophthalmology 1983, 90:452–7.

9. Cheung JC, Summers CG, Young TL. Myopia predicts better outcome in persistent hyperplastic primary vitreous. J Pediatr Ophthalmol Strabismus 1997, 34:170–6.

10. Laatikainen L, Tarkkanen A. Microsurgery of persistent hyperplastic primary vitreous. Ophthalmologica 1982, 185:193–8.

11. Reynolds JD. Visual acuity after treatment of persistent hyperplastic primary vitreous [letter]. Arch Ophthalmol 1986,104:1274, 1277.

12. Scott WE, Drummond GT, Keech RV, Karr DJ. Management and visual acuity results of monocular congenital cataracts and persistent hyperplastic primary vitreous. Aust N Z J Ophthalmol 1989,17:143–52.

13. Haddad R, Font RL, Reeser F. Persistent hyperplastic primary vitreous. A clinicopathologic study of 62 cases and review of the literature. Surv Ophthalmol 1978,23:123–34.

14. Sisk RA, Berrocal AM, Feuer WJ, Murray, TG. Visual and Anatomic Outcomes with or without surgery in persistent Fetal Vasculature. Ophthalmology 2010,117:2178–2183.

第九章

儿童白内障术后视功能重建、弱视矫正和预后

第一节　无晶状体眼的矫正方法

随着儿童白内障手术方法和技术的提高，以及医生对视觉发育敏感期和弱视纠正的不断认识，许多患儿术后的视力得到了极大程度的改善。近年来，儿童白内障手术联合一期人工晶状体植入逐渐增多，特别是超过 2 岁的儿童，已被普遍接受，但是对于婴幼儿，人工晶状体的使用仍然存在较大争议。因此，对于许多先天性白内障，特别是双眼白内障患儿，常常会选择学龄期前后的二期人工晶状体植入。而在未植入人工晶状体前的视力矫正仍然存在很多问题，甚至忽视其重要性，应该了解此时的无晶状体眼状态，临床上常常需要屈光校正，以尽可能地减少弱视。

一、框架眼镜(图 9-1-1)

框架眼镜是古老而传统的光学矫正无晶状体眼的方法，对许多双眼患儿来说，既经济又安全。它佩戴方便，价格便宜，最重要的是镜片度数能够随患儿眼球的发育而及时更换。而且手术后，可以立即佩戴，无并发症，一般婴幼儿和家长都乐于接受。是矫正双侧无晶状体眼的重要方法，特别适宜两三个月的小婴儿。有些医生和家长常常误认为小婴儿不会接受框架眼镜的佩戴，事实恰恰相反，在我们的临床经历中，这部分小患儿反而相当容易接受，因为光学矫正使他们看得更清晰。缺点是无晶状体眼屈光度高，镜片厚使得眼镜过重，佩戴后存在周边影像歪曲、影像放大、视野缩小等缺点。此外，婴幼儿脸型扁平，鼻梁低，不易佩戴，容易损坏，单侧无晶状体眼的患儿只能间断遮盖健眼后佩

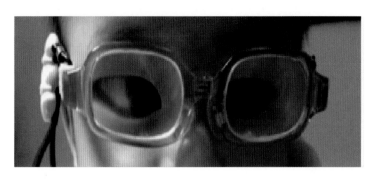

图 9-1-1　先天性白内障术后佩戴的压贴膜框架眼镜

戴。压贴膜镜片较普通树脂玻璃镜片轻便,佩戴舒适,但会受屈光度的限制,度数过高的患儿需要结合普通镜片佩戴。患儿的镜架选择也要匹配,确保患儿佩戴时可以使用镜片的最佳位置。为此,建议患儿在选择镜片及镜架时,咨询专业的验光师。另外,要强调每天尽可能多的时间佩戴,以刺激视觉发育,还要定期更换度数,一般每半年复验一次。

二、角膜接触镜

它和框架眼镜一样,可以随患儿眼球发育及时更换,物像放大率为 7%~12%,无环形暗点和球面差,周边视野正常。如果验配护理得当,注意清洁卫生,角膜接触镜是婴幼儿矫正无晶状体眼的有效方法,特别适用于单侧无晶状体眼患儿。已有研究证实,佩戴角膜接触镜联合遮盖的患儿,可以较早的获得双眼视及立体视发育,否则要迟至 2~4 岁之间。美国小儿眼科协会曾对单眼先天性白内障手术摘除晶状体后的矫正方法做一调查,显示从 1997~2001 年,4%~21%的医生会为<7 个月的患儿选择一期人工晶状体植入,84%的医生则选择 Silsoft(USA)角膜接触镜(图 9-1-2)佩戴。虽然选择人工晶状体的医生逐渐增多,但大家还是对人工晶状体屈光力可预测性差、术后并发症、炎症及手术技术难度存在顾虑。最新的多中心随机对照研究 IATS (Infant aphakia treatment study) 对比了单眼先天性白内障术后佩戴角膜接触镜及一期植入人工晶状体的临床效果,1 年的结果显示人工晶状体组的手术并发症、术后炎症及额外手术的概率大于角膜接触镜组,但是两组的视功能恢复并没有明显差异,5 年的结果也即将公布。美国与中国的国情不同,卫生条件及家长的受教育程度也有差异,在美国的儿童眼科诊所,佩戴角膜接触镜

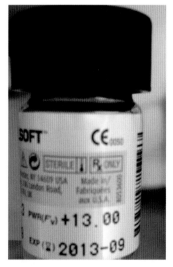

图 9-1-2　Silsoft 角膜接触镜

并不是很困难的事,在医生护士的指导培训下,大部分家长可以学会角膜接触镜的佩戴和护理,而且会根据医生的指示定期复诊更换度数。但在中国,有些患儿来自偏远地区,让他们佩戴角膜接触镜,很容易因为卫生原因导致严重的角膜感染,而且每次角膜接触镜验配都需要较高的费用,家长常常难以负担。因此,在中国,医生们要根据患儿的家庭条件,以弱视矫正为宗旨,选择最适宜患儿的矫正方法。

1. 角膜接触镜的选择

角膜接触镜有三种类型,各有其优缺点:

(1)硬镜:包括 PMMA 及硬性可透气镜(rigid gas-permeable RGP),覆盖屈光度较为广泛,可以根据度数及基弧定制,价格相对较便宜。可以中和大部分的散光及远视,光学质量较好,但是刚开始佩戴时,有可能有不适感,偶尔有镜片损坏丢失,并且需要每天摘带。

(2)水凝胶接触镜:包括日带镜及长期佩戴镜两种,感觉舒适,但丢失率较高,矫正残余散光效果差,佩戴较为困难。

(3)硅凝胶接触镜:透氧性较好,容易处理,丢失率相对较低,测量或试戴验配皆可,但是花费较高,而且由于度数有限,有时候不能完全矫正。

硅凝胶接触镜结合了硬镜和软镜的优点,它可以矫正2D以内的散光。角膜接触镜随瞬目在眼表的移动是衡量其验配是否合适的重要指标。活动度大,说明镜片的基弧偏大,反之则说明基弧偏小,需要重新调整。在美国较为普遍应用的硅凝胶接触镜可以提供基弧为 7.5~8.5mm 的镜片,并以 0.2mm 递增。1 岁以内的婴儿可以佩戴基弧为 7.5mm、直径为 11.3mm 的镜片,大一些的患儿则可选择 7.7mm 基弧的镜片。必要时,亦可借助荧光素染色评估验配的合适度。硅凝胶为疏水性材料,大一些的儿童及成人在佩戴初期会较为不适,而且容易有沉积物,但是小儿的泪液丰富,可弥补上述缺点。由于硅凝胶接触镜需要定期更换,而且花费较高,对于发展中国家,特别是偏远贫困地区的患儿,难以推广。

如果患儿不能耐受软镜,可选用 RGP 镜片,基弧的选择应比角膜平坦子午线略减少1~1.5mm,度数应以检影验光为准。

绝大多数家长和医生都愿意为无晶状体患儿选择长期佩戴镜,以减少摘戴对患儿的骚扰。但是长期佩戴镜有可能增加一些眼表并发症,如结膜充血、乳头增生、角膜血管翳、感染性角膜炎等。因此,日戴镜的使用越来越多,特别是 6 岁以上的儿童,倾向于日戴镜的推荐。6 岁以下的患儿,应视患儿家长及患儿的配合度来选择。在美国,大部分医生选择 SilSoft 长期佩戴镜,这是因为其舒适度较好,安全性也较高。

2.角膜接触镜的验配

在美国,大多数患儿需要先进行麻醉,然后再检查。而在我国此种方法尚未普及,大多数医生会选择在父母配合下对患儿进行眼部检查,或者口服水合氯醛后检查。检查包括外眼、角膜、视网膜及中间屈光间质,并使用角膜曲率计测量患儿的角膜曲率(尤其是准备硬镜佩戴者),还有用检影镜测量患儿的屈光度。对于准备佩戴硅胶软镜的患儿,最终的镜片度数仅使用检影镜即可简单测得。如果患儿即将要做白内障手术,角膜接触镜直径及度数的选择可根据年龄标准或角膜散光测量结果,还可以根据术中测得的眼轴长度来确定。先天性白内障术后的患儿,应尽可能早佩戴角膜接触镜,并注意严格的用眼卫生。

硬镜验配时,通常使用 10mm 直径,而基弧则自 7.2~8.2mm 以 0.1mm 递增的串镜进行试配。荧光素染色可以帮助判断镜片是否合适,贴合较好的角膜接触镜眼表染色均匀,如果角膜接触镜较凸,会呈现中央荧光素存留,有的可合并气泡,而较平的角膜接触镜则会导致中央区荧光素缺失。角膜接触镜的稳定与否是小儿验配中最为关注的问题。小儿眼球较小,眼睑紧张度高,容易导致角膜接触镜移位等问题。目前,市面上还没有专为小儿设计的角膜接触镜,临床上通常选择比水平直径大 2~3mm 和比扁平轴曲率大 0.1mm 的镜片,以克服上述问题。

3.角膜接触镜的摘戴

角膜接触镜验配合适后, 患儿视力的矫正则完全依赖于家长或者其他监护人对接触镜的使用。家长将要熟练掌握接触镜佩戴流程,包括摘戴、保存及相关的预防感染知识。医生在佩戴之初应对家长进行相关知识的培训,并同其建立起良好的关系,以便日后一旦出现问题可以进行很好的交流。家长们最为关注的是角膜接触镜的摘戴,这些都应该在诊室内进行培训,在医生的监护下,让家长进行每一步的操作,熟练后,则顺其自然地成为一种日常习惯。家长每天必须检查孩子的角膜接触镜佩戴情况,一旦发现问题应尽早报告医生。医生应告知家长判断角膜接触镜是否合适的简单方法, 如接触镜较紧,有可能造成充血、巩膜环行印记等;如角膜接触镜较松,则有可能发现镜片边缘翘起、居中差等现象。通常,患儿在戴好角膜接触镜后,视物清晰,应很快恢复常态。如果患儿仍哭闹,则需考虑镜片破损、反转、异物附着等,应立即取出并仔细检查。医生需要定期监督患儿戴镜的情况,一切熟练后,应使患儿在清醒状态时尽量佩戴角膜接触镜。角膜接触镜摘戴之间要仔细清洁,确保无污染,对于硅胶软镜,推荐每周清洁一次。

小儿佩戴角膜接触镜最大的困难在于孩子的恐惧感,局麻并不能解决这一问题。因此,对其不推荐。对于不同年龄组,有不同的技巧:

　　(1)<2岁组。这个年龄段的患儿佩戴接触镜比较简单,反抗并不强烈。医生可以用手扒开患儿的上眼睑,将角膜接触镜放入,接着,顺势拉下眼睑以盖住角膜接触镜下缘。然后,检查一下角膜接触镜在眼内是否折叠即可(图9-1-3至图9-1-6)。

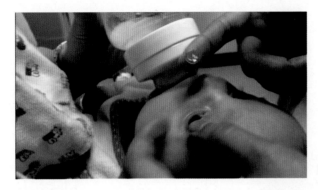

图 9-1-3　医生扒开患儿眼睑

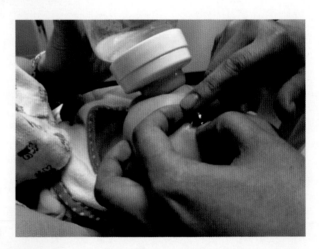

图 9-1-4　放入角膜接触镜

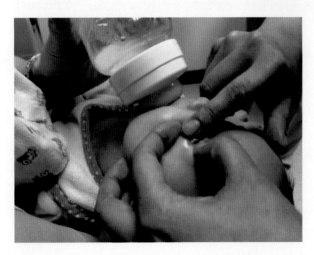

图 9-1-5　拉下眼睑盖住角膜接触镜下缘

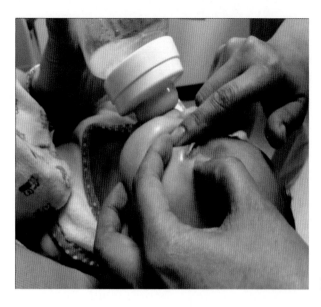

图 9-1-6　检查镜片是否折叠,闭合眼睑

取镜时,将患儿的上下眼睑尽可能扒开,轻压角膜接触镜的上下缘,以降低角膜接触镜与角膜的吸力,以便取出镜片。如果患儿有反抗,在医生扒开上下眼睑时,眼睛会紧闭,这样反而有助于取镜。当患儿长大后,就可以用常规方法取镜了。

(2)2~5岁组。这个年龄组的患儿戴镜,开始时,可以躺在床上进行,慢慢的可以不需扶住孩子的头,之后可以慢慢过渡到坐位。取镜时,可以运用上述方法,但必须扶住孩子的头。

(3)>5岁组。可以鼓励患儿自己摘戴角膜接触镜。开始时,患儿通常不能自己独立完成,家长可以帮忙扒开眼睑或者引导患儿的手进行操作。一旦患儿获得自信和独立的满足感时,就可以引导他们完全独立操作。

4.随访

对于佩戴角膜接触镜的患儿,家长或监护人和医生应该给予共同关注。医生通常会问几个问题:是否出现戴镜困难? 角膜接触镜有无丢失? 眼睛有无任何不适? 有没有观察到视力的提高? 另外,频繁眨眼、畏光、流泪、结膜充血或者分泌物增多都提示结膜或者角膜病变。医生应进行仔细的裂隙灯检查,必要时行荧光染色检查。随访期间,家长应积极反映患儿的异常状况。佩戴时间也应从最初的几小时逐渐增加。较小的患儿,角膜直径和曲率变化较快,如果角膜接触镜较紧并且佩戴时间很长,随着眼球的生长发育,会因佩戴过紧而导致一些并发症的发生,如角膜水肿、球结膜水肿等。因此,必须告知家长,务必定期随访。

随着眼球的生长,无晶状体患儿所需的矫正度数会减小。同时,患儿的角膜会出现直径增加而曲率下降的变化。因此,婴儿期的患儿应该随访的更频繁,至少8周一次。一旦发现角膜曲率有变化时,应停止角膜接触镜的使用,并且每周复查角膜曲率,直到其改变趋于稳定。然后,重新验配角膜接触镜。

5.角膜接触镜相关并发症

(1) **角膜接触镜丢失**:Morris报道,第一年平均丢失9个角膜接触镜,之后每年平均丢失2.4个。几个月的小婴儿常因睡觉时揉眼将角膜接触镜揉出。因此,建议患儿家长准备一副框架眼镜,在拿到新角膜接触镜之前,临时佩戴。一旦过渡到日戴型后,角膜接触镜的丢失则明显减少。此后,角膜接触镜变质则成为更换角膜接触镜的主要原因,几乎每6个月就需要更换一次。

(2) **依从性不好**:角膜接触镜矫正的主要阻碍就是家长和患儿的依从性不好。角膜接触镜丢失,结膜充血,角膜接触镜不合适都是儿童角膜接触镜依从性不好的主要原因。这在发展中国家可能尤为明显。Assaf等报道,在沙特阿拉伯,只能随访到44%的单眼无晶状体眼患儿在坚持佩戴接触镜。依从性不好是多因素的,主要包括昂贵的费用、家长的认知和耐心及单眼患儿无法感知其弱视眼的好转时,家长有可能松懈,导致其弱视矫正的失败。

(3) **感染**:轻微的感染较为常见,尤其是使用长期佩戴型软镜的患儿。家长一旦发现眼球结膜充血发红,应小心取出角膜接触镜清洗。必要时,及时就诊。对于双眼患儿,建议一眼充血时,也应双眼摘镜,临时佩戴框架镜,防止单眼摘镜后导致的弱视。

(4) **角膜新生血管**:由于软镜配戴造成不同程度的缺氧,角膜因此而产生新生血管。一经发现,使用长期佩戴型镜片的患儿应更换为日戴型,使用日戴型的患儿则应该换为透氧性好的硬镜,或者,使用框架眼镜。角膜接触镜导致的诸多问题在发展中国家的患儿发生率较高,特别在偏远地区,社会经济文化教育落后的地方,通常会发生感染性角膜炎、角膜血管化、低氧性角膜溃疡及眼球长时间充血。因此,对于这种地区的患儿,选择角膜接触镜矫正一定要慎重。

三、角膜表面镜

这种术式于20世纪80年代提出。优点是眼外手术,而且可以重复进行,还可矫正儿童角膜瘢痕所引起的散光。缺点是只适用于大于1岁的儿童,手术费用高,不普及,多数医院不能实施,需要角膜镜片,来源困难,矫正度数不能随眼轴的发育而改变。而且术后植片水肿时间较长,导致一段时间内患眼视力不能提高,或是少数患者植片失败,以上种种不足之处限制了这种术式在临床上的应用。

四、人工晶状体

对于成人无晶状体眼的矫正,人工晶状体植入术已被公认为是最安全有效的方法。对于年龄较大的儿童,人工晶状体的植入是光学矫正的最佳方法,它所产生的物像不等率最小,可以快速提高术后视力,并能提供全天的光学矫正,即使对于配合差的儿童也可很好的矫正弱视。因此,对 2 岁以上的儿童,用人工晶状体植入术来矫正无晶状体眼的屈光不正已不存在异议。但对于 2 岁以下婴幼儿的应用,尚存在不少争议。这是因为,一是患眼术后炎症反应剧烈,甚至难以控制;二是患儿的眼轴长度及角膜曲率变化迅速,且难以预测,无法选择适宜的人工晶状体度数。出生后 1 年内,患儿的眼轴长度平均增长 4mm,若植入人工晶状体,会随着年龄的增长出现屈光不正、屈光参差和明显的物像不等,从而影响弱视的防治和视觉系统的发育,使手术失去了本来意义。目前,对于 1.5~2 岁以下的儿童,笔者主张先佩戴框架眼镜,除了安全、简便外,更重要的是可以根据眼球发育所致的屈光状态的改变而调整度数,及时纠正弱视。事实证明,幼小婴儿一般都能很好地耐受眼镜,随访至患儿 2~3 岁,眼球发育趋缓,再选择适当时机进行二期人工晶状体植入。

第二节 残留屈光不正的矫正

处理残留屈光不正在小儿白内障手术中是非常重要的。上节已经讨论了几种小儿白内障术后矫正无晶状体状态的方法。医生所做的努力就是尽可能缩短屈光不正的时间,以最大限度的纠正弱视。当选择植入人工晶体时,有可能会残留小部分远视,不能认为植入了人工晶状体患儿的治疗就结束了,还应该继续对其残余的远视及散光进行矫正,这些对于优化视力和改善弱视都是十分必要的。一些术者倾向于使用人工晶状体时将目标屈光度设定为正视,以减小残留远视对弱视的影响。但是多年的临床经验显示,由于小儿的眼球在白内障人工晶状体植入术后还会继续增长,随着时间的推移,远期发生近视会越来越常见,尤其是那些在早期植入人工晶状体达到正视眼的小儿。此时,需要额外通过佩戴眼镜或角膜接触镜来矫正近视。

一、婴儿术后

几乎所有的婴儿都会在白内障人工晶体植入术后残留屈光不正。然而，术后第一天，由于患儿的眼球较小且柔软，此时测得的屈光度并不可信。即使采用小切口手术，尽可能减少手术创伤，并使用可吸收缝线，术后早期还是会有一过性的散光（通常为3~5D）。但通常散光会在术后2~4周迅速消失。然后，通过佩戴单光眼镜来矫正残留远视。为了保证患儿看近，可以过矫1~2D，即直接采用检影过程中的中和点度数即可。

婴儿人工晶状体植入术后，眼轴的增长和屈光改变相对于幼儿、学龄期儿童要显著得多，年龄越小增长得越快。通常，正常眼球在出生后两年内平均增长4.5mm。对于人工晶状体眼，这种眼轴增长会导致10D以上的屈光力改变。因此，对于婴儿的人工晶状体植入，通常会选择欠矫20%以上。年龄越小，欠矫越多。Edward Willson推荐的目标屈光度为：出生后1个月：+12D；2~3个月：+8~10D；4~6个月：+6D；7~12个月：+5D。他还指出，1岁以内的婴儿，眼轴增长的较为显著，而且有一部分患儿属于小眼球，这种差异就更为明显。因此，如果在1岁以内植入人工晶状体，残留的屈光不正会较多且变化频繁，需要医生及时纠正。而2岁以后变化速度会逐渐减慢至趋于稳定。一般来说，1岁以内手术的患儿用来矫正残留屈光不正的眼镜通常需要更换3~4次。

如果残留远视较大，卫生条件好且能配合的患儿，可以考虑角膜接触镜，如上一节所述的Silsoft软性接触镜或RGP，目标屈光为-2.00~-1.00D。对于卫生条件欠佳且家长无法配合的患儿，我们通常会选择框架眼镜。对于双眼术后的患儿，通常并不困难。对于单眼人工晶状体植入的患儿，角膜接触镜对于其双眼视功能及立体视的恢复更为合适，但是同样，无法佩戴角膜接触镜的患儿仍然需要佩戴框架眼镜。这部分患儿有的伴有严重弱视，立体视较差，佩戴屈光参差眼镜同样可以接受，并且可以获得较好的视力。残余屈光不正如果未经矫正，即使进行了很好的遮盖，弱视的改善也会较慢。当然，对于无晶状体眼导致的弱视，欠矫总好过于未矫，欠矫后弱视的发展小于未矫。

对于单眼且弱视较为严重的患儿，如果选择一期植入人工晶状体，为了争取其弱视的纠正，医生有可能调整其目标屈光度至正视。此时，需权衡日后的高度近视与弱视对患儿的影响孰轻孰重，特别是较为偏远的患儿，随访困难，难以定期更换眼镜等情况，需要医生做出非常规的选择。

二、幼童和学龄前儿童术后

2~6岁，眼轴的增长逐渐减慢，但仍未停止，平均每年增长0.4mm。美国小儿眼科及斜视协会 2003 年的调查中显示:2 岁患儿手术,90%的医生建议残留远视;如果是 5 岁患儿,则有 45%的医生选择预留远视。对于保留的屈光度,每个医生都有自己的选择,Plager 等推荐 3 岁保留 5D,4 岁保留 4D,5 岁保留 3D,6 岁保留 2.25D,7 岁保留 1.5D,10 岁保留 0.5D,13 岁保留正视眼,Edward Willson 的推荐与其相似。然而,临床上具体到每个患儿,要考虑很多因素,包括是单眼还是双眼、弱视轻重程度、戴镜依从性的好坏、是否有近视家族史等。对于双眼患儿,可以按常规保留远视,术后佩戴眼镜来矫正残余远视。对于严重的弱视患儿,可以考虑保留较小的远视(甚至是正视),尽量减少用眼镜来改善弱视,强调用遮盖疗法。

儿童出现早期术后散光的概率大于成人,术后早期通常会出现一过性散光,大部分会在术后 2~4 周消失。因此,幼童及学龄前儿童通常在术后 2 周佩戴眼镜。不同于婴儿,儿童应在睫状肌麻痹下进行远用眼镜的验配,然后,加上+3D 的双光眼镜来看近。对于这个年龄段的儿童,已经对近处事物和幼儿园活动表现得异常活跃,所以不需等到上学后佩戴双光镜,建议 2 岁时,即可佩戴。

三、学龄期以上儿童术后

美国小儿眼科及斜视协会 85%以上的医生推荐,10 岁的儿童在白内障人工晶体植入术后,不保留远视。眼轴在 10~20 岁的增长较为缓慢,平均小于 1mm,产生约 1~2D 近视漂移。有的患儿可能并不增长,而有近视家族史的儿童,可能仍有超出预期的增长。因此,许多医生为 6~7 岁的学龄期儿童选择目标屈光度时,趋于正视状态。如果眼轴继续增长,则有可能出现近视,当发展至中度近视时,再配镜矫正。如果是双眼手术,术后配戴双光镜;如果是单眼手术,可以单眼佩戴双光镜,或双眼佩戴,也可不戴。这完全取决于医生和患者的选择。

四、青春期少年术后

青春期白内障术后,往往残留部分近视或散光,或两者都有。此时,可选择眼镜或者角膜接触镜。一部分婴儿和幼儿期白内障患儿,如果发展至青春期,出现了较大度数的屈光不正,可在此时选择 IOL 置换或 piggbag IOL,或者激光手术。

第三节　形觉剥夺性弱视及弱视训练

一、形觉剥夺性弱视

弱视是由生后早期异常视觉经验造成的视觉系统的神经发育异常，可表现为视力低下、对比敏感度下降、立体视较低或缺失等。引发弱视的危险因素包括斜视、先天性白内障、角膜混浊、上睑下垂、较严重的屈光不正、双眼屈光参差及形觉剥夺，其患病率为1%~5%。其中由于先天性白内障、角膜混浊或上睑下垂等影响单眼或双眼接受正常视觉刺激而形成的弱视为形觉剥夺性弱视，是最严重的弱视类型。

1.发生机制

新生儿视觉系统尚未发育成熟，生后8~10年为视觉发育关键期。此时，异常的视觉经验会引发视觉系统的发育异常。白内障等影响视觉传入的疾病会形成形觉剥夺性弱视。

20世纪70年代，Hubel和Wiesel发表了有关初级视皮质发育方面的早期研究，报告了猫和猴类动物生后早期眼睑缝合和手术源性外斜视，这两种单眼视觉剥夺诱发的视觉损害，发现两者均破坏双眼和谐的视觉信息传入，形成视皮层双眼优势的差异。单眼形觉剥夺严重影响剥夺眼视觉信息输入，同时，合并该眼的视力低下或丧失，其严重性取决于形觉剥夺的起始年龄和持续时间。而外斜视虽然没有影响单眼的清晰程度，但破坏了双眼信息输入的对称一致性。

哺乳动物的初级视皮层神经元具有眼优势，左、右眼优势的双眼细胞是按垂直于皮层表面的柱状交替排列的，即形成眼优势柱。单眼形觉剥夺导致视皮层负责主导眼的细胞(眼优势柱)向非剥夺眼的一侧迁移，同时该侧视皮质V1区的第4层增厚。另一方面，斜视只是引起V1区细胞数目减少，但双眼均可激活该区的细胞，即双眼无明显的视觉主导优势。比较两者，学者们认为非剥夺眼的竞争优势是剥夺性弱视的主要成因。

婴儿出生后，视觉系统尚未成熟，此时，视皮质开始接受视觉刺激，称之为初级视皮质。生后早期视觉经验诱导的神经活动对视觉系统进一步发育具有潜在调控和塑形作用，包括主导眼区域(眼优势柱)细胞分化与迁移。视觉关键期内视觉经验可改变视皮层的组织结构和功能，导致弱视形成，而弱视恢复的程度取决于残存的双眼间联系和大脑对双眼视觉信息的选择能力。

神经可塑性是指大脑依据环境的变化对其结构和功能进行重塑。一般认为在敏感期内大脑及其神经突触的联系是可塑的,在随后的正常发育过程中逐渐稳定,该规律同样存在于视觉系统,即视觉可塑性的存在。视觉可塑性决定了视觉关键期的存在,它是非常复杂的神经生理过程,目前,认为其与视皮层抑制性回路的成熟有关。γ-氨基丁酸(GABA)介导的抑制性回路的成熟影响视觉可塑性的完成。动物实验发现如果大脑缺乏GABA,单眼形觉剥夺并不能诱发弱视。而短暂减少GABA介导的抑制性回路可以使超过视觉关键期的成熟大鼠重新开放视觉可塑性。

　　动物实验发现,生后早期完全缺乏视觉刺激可显著延缓纹状体皮质的成熟,其空间分辨率明显下降,同时电生理检查显示VEP的峰时显著延长。黑暗中饲养动物可以很好的模拟双眼先天性白内障引发的双眼形觉剥夺。该模型存在视觉关键期延长的现象,研究发现其脑源性神经生长因子表达下调,导致GABA介导的抑制性回路成熟迟滞,可能是该模型视觉关键期延长的原因。

　　综上所述,形觉剥夺性弱视与早期视觉系统发育不成熟有关。异常视觉经验影响视皮质神经元迁移与定位,同时对皮层抑制性通路的成熟产生影响。其过程复杂,至今仍有许多问题存在争论,仍需进一步研究得以明确。

2.临床表现

　　(1)*视力低下*:先天性白内障对视觉系统的发育影响非常严重,虽然经过积极治疗,如生后早期接受晶状体摘除术,术后及时进行视觉康复训练,仍然有很多儿童不能获得正常视力,特别是单眼患病者。研究发现,患单眼先天性白内障进行晶状体摘除联合后囊切除及前部玻璃体切割术的患儿中,仅有1/3的患儿能获得0.6以上LogMAR视力,而约2/3患儿的视力低于0.6LogMAR。视力丧失的程度与形觉剥夺发生年龄和持续时间紧密相关,发生年龄越早,视力越低。

　　(2)*对比敏感度下降*:正常儿童7岁以前,对比敏感度逐渐增加,达到成人水平。先天性白内障导致患儿对比敏感度下降,特别是中高频率的对比敏感度低下显著。即使经过手术治疗,其低频对比敏感度下降有所改善,而中高频率的对比敏感度很难提高。

　　形觉剥夺性弱视产生的对比敏感度下降程度要重于其他类型弱视,且单眼形觉剥夺所致对比敏感度丧失更为严重。

　　(3)*眼球震颤*:眼球震颤的出现提示患儿已经出现较严重的弱视,急需治疗。婴儿期眼球震颤是由于生后早期,即视觉关键期内高频率的对比敏感度下降所致,包括先天性白内障和黄斑发育异常。而眼球震颤所产生的视网膜影像移动可代偿性增加低空间频率的对比敏感度。冲动性眼球震颤的产生受扫视运动中枢控制,而婴儿期扫视运动中枢尚未发育成熟。因此,先天性白内障等视觉障碍所诱发的眼球震颤经常表现为钟摆型震颤。

(4)**知觉性斜视**:斜视的出现同样是严重的剥夺性弱视形成的标志之一。当单侧或双侧非对称性视觉损害发生时,融合无法建立或被破坏。因此,眼位发生偏斜,即知觉性斜视,其常见病为儿童期白内障、角膜混浊、视神经发育异常和严重的屈光参差。其表现形式多样,可为水平斜视、垂直斜视或旋转性斜视,影响因素包括种族、发病年龄和健眼的屈光异常类型等。

水平斜视是知觉性斜视的最常见类型,可表现为内斜视或外斜视。其中高加索人内斜视与外斜视发病比例 60 : 40,而亚裔人群则为 33 : 67。发病年龄越低,知觉性内斜的发生率越高。Sidikaro 和 von Noorden 发现在儿童 5 岁以内,内斜视与外斜视发生概率接近;而在 5 岁以后,知觉性外斜视更加常见。另有学者认为先天性视觉缺陷易于引发内斜视,而后天获得性视觉障碍多导致外斜视,而且随时间延长,外斜视程度增加。当健眼为正视或近视时,患眼多为外斜视;而健眼为远视时,患眼则多为内斜视。而视力丧失的病变严重程度影响斜视的类型。

(5)**双眼视功能低下**:对比随机点立体图和经典黑白条格视标进行电生理检查的研究发现,婴儿在 2~4 个月时,开始分辨双眼视差。4 个月时,婴儿已经建立起双眼深度觉,即形成立体视觉。直到 6~9 岁时,儿童的双眼视觉逐渐发育达到成人水平。而形觉剥夺性弱视发生在 7~10 岁以内,对于双眼视的破坏是严重的。动物实验发现弱视,特别是单眼弱视会影响大脑视皮质 V1 区双眼视细胞数目与分布,双眼间的联系减弱,无法形成立体视觉。

先天性白内障手术治疗后,仍有一部分患儿不能获得正常双眼视觉。近期,韩国的一项研究发现,双眼先天性白内障进行有效手术治疗及光学矫正后,平均最佳矫正视力为 20/50,仅有 18.9% 的患儿获得中度以上的双眼视功能。而单眼白内障由于在 2 岁以内通常不进行人工晶状体的植入,在发展中国家婴儿期角膜接触镜的佩戴开展较晚。因此,婴幼儿患者往往存在较严重的屈光参差,无法刺激双眼视觉的发育。即使单眼视力得以康复,有些儿童仍会产生持久的难以克服的复视。

二、弱视训练

对于视觉尚未发育成熟的患儿,白内障术后应尽早进行弱视训练,主要以遮盖为主。特别是单眼的先天性或外伤性白内障,应在白内障术后 1 周开始遮盖对侧健眼,以尽可能纠正患眼的弱视。

1.遮盖疗法

遮盖时间一般要依据患儿年龄、弱视的程度及医生的经验而定。许多医生认为,年龄越小,需要进行遮盖的时间越短,对于每天需要遮盖的时间长短存在较大争议。近年来,儿科眼病调查组(PEDIG)进行了一系列的相关调查和研究,对于中度弱视,每天遮盖2小时和6小时的效果相同;对于严重弱视,每天6小时和全日制遮盖疗效相当。虽然研究还有不确定因素,但结论仍有一部分导向性。临床上,有的医生考虑到双眼视功能的恢复,对于婴儿期的患儿仅保持2~4小时的遮盖,而有的医生则可能选择全日制遮盖。笔者通常选择部分遮盖,遮盖时,让患儿多进行视近的功能训练或手眼协调等动作,以刺激患儿视力的恢复。当然,在遮盖期间必须经常检查被遮眼的视力。在选择眼垫的类型时,建议使用粘贴型眼垫,而不是海盗式或者遮盖在镜片上的眼垫,前者的效果要远远好于后者,避免了患儿偷看。与此同时,儿童的皮肤较为细腻敏感,治疗期间可定期进行局部皮肤的护理和温水湿敷。

在双眼视力平衡或者患眼遮盖三个疗程之后,视力无明显提高时,可停止遮盖。如果弱视复发,则可采用部分时间遮盖来提高视力。如果被遮眼出现了弱视,建议减少遮盖对侧眼时间,可以采用1天/岁,例如3岁的患儿,可以采用遮盖3天再打开3天的方法,同时反复检查双眼视力。另外,对于11岁以上而从未进行遮盖训练的患儿,仍然可以考虑进行遮盖。在这些患儿中,有的患儿经过遮盖仍出现了视力的改善。

2.压抑疗法

压抑疗法是指暂时造成健眼视力障碍的一种手段,通过压抑健眼而鼓励、强化使用弱视眼。对于无法配合遮盖疗法的患儿,可选择这种方法,尤其对单眼白内障患儿帮助较大。PEDIG的研究显示对于屈光参差引起的中度弱视,使用阿托品压抑疗法和遮盖疗法的疗效相同。因此,对于单眼白内障术后不能很好遮盖的患儿,可以尝试健眼点散瞳药影响其聚焦,来使弱视眼争取刺激的机会。

3.全身治疗

左旋多巴是一种治疗帕金森病的药物,一些患者在服用之后,对比敏感度和视力提高,从而提示这种药物可用于治疗弱视。有的研究显示,左旋多巴能短期轻度改善弱视眼和健眼的视力,而且对于年龄较大的患儿仍然有效果,但是一旦停药,疗效也将丧失。对于左旋多巴和遮盖疗法联合应用治疗弱视的疗效,各家报道不同,尚没有确切的结论。

第四节　视力预后

儿童白内障的视力预后与白内障发现的时间、类型、单双侧、是否合并其他眼病、手术时机、治疗依从性等有密切关系，通常较成人差。但是，如果尽早手术并进行了正确的屈光矫正及积极的弱视训练，一部分患儿仍能获得令人满意的视力。

极性、绕核性白内障在出生后由于接受了视觉刺激，视力预后通常好于致密核性、全白性白内障。双眼白内障患儿的视力预后一般较单侧患儿好，单眼患儿即使早期手术并进行相应的屈光矫正及弱视训练后，仅有50%患儿的视力达到0.1以上，对于其采用哪种矫正方法更有益于预后，IATS仍在观察之中。另外，术前眼球震颤和内斜视通常是预后较差的体征，说明患儿的视觉刺激已错过了最佳时期。有些患儿即使经过手术，眼球震颤也不能完全消失，但即使如此，仍然不能放弃治疗。Rabial等发现双眼白内障合并眼球震颤的患儿中，仍有46%可达到0.3以上的视力。

总之，尽早手术摘除白内障和视觉重建，对于儿童白内障患儿的视力预后非常重要，医生要把握好治疗时机，采取正确的屈光矫正，并指导家长进行积极的弱视训练与随访，最大程度地改善其预后。

（田芳　华宁）

参考文献

1. The Infant Aphakia Treatment Study Group. A Randomized Clinical Trial Comparing Contact Lens With Intraocular Lens Correction of Monocular Aphakia During Infancy. Grating Acuity and Adverse Events at Age 1 Year. Arch Ophthalmol. 2010,128(7):810–818.

2. Joseph J. K. Ma, MD,et al.Contact Lenses for the Treatment of Pediatric Cataracts. Ophthalmology 2003,110: 299–305.

3. Laurence C Lesueur, Jean L Arné, et al. Visual outcome after paediatric cataract surgery: is age a major factor Br J Ophthalmol 1998,82:1022–1025.

4. Rees MG,Woo CL,Optom B. Pediatric eye disease investigator group amblyopia treatment review. Am Orthopt J. 2007,57:99–103.

5. M. Edward Wilson Jr., Rupal H.Trivedi, Suresh K. Pandey. Section VII: Functional Issues in Pediatric Cataract Surgery-Technique, Complications, and Management. Lippincott Williams & Wilkins,2005.

6. Bhartiya P, Sharma P, Biswas NR, et al. Levodopa-carbidopa with occlusion in older children with amblyopia. J AAPOS 2002,6:368–372.

7. Vaegan & Taylor, D. 1979 Critical period for deprivation amblyopia in children. Trans. Ophthalmol. Soc. UK 99, 432–439.

8. Daw, N. W. 1998 Critical periods and amblyopia. Arch.Ophthalmol. 116, 502–505.

9. Hubel, D. H. & Wiesel, T. N. 1963 Receptive fields of cells in striate cortex of very young, visually inexperienced kittens. J. Neurophysiol. 26, 994–1002.

10. Hubel, D. H. & Wiesel, T. N. 1965 Binocular interaction in striate cortex of kittens reared with artificial squint. J. Neurophysiol. 28, 1041–1059.

11. Hubel, D. H. & Wiesel, T. N. 1968 Receptive fields and functional architecture of monkey striate cortex. J. Physiol. 195, 215–243.

12. Hubel, D. H. & Wiesel, T. N. 1970 The period of susceptibility to the physiological effects of unilateral eye closure in kittens. J. Physiol. 206, 419–436.

13. Crowley, J. C. & Katz, L. C. 2000 Early development of ocular dominance columns. Science 290, 1321–1324.

14. Crowley, J. C. & Katz, L. C. 2002 Ocular dominance development revisted. Curr. Opin. Neurobiol. 12, 104–109.

15. Smith III, E. L., Chino, Y. M., Ni, J. R., Cheng, H., Crawford, M. L. J. & Harwerth, R. S. 1997 Residual binocular interactions in the striate cortex of monkeys reared with abnormal binocular vision. J. Neurophysiol. 78, 1353–1362.

16. Zhang, B., Bi, H., Sakai, E., Maruko, I., Zheng, J., Smith III, E. L. & Chino, Y. M. 2005 Rapid plasticity of binocular connections in developing monkey visual cortex (V1). Proc. Natl Acad. Sci. USA 102, 9026–9031.

17. Hensch TK. Critical period plasticity in local cortical circuits. Nature Reviews Neuroscience. 2005;6(11):877–888.

18. Wong AM. New concepts concerning the neural mechanisms of amblyopia and their clinical implications. Canadian Journal of Ophthalmology. 2012;5:399–409.

19. Hensch TK. Critical period mechanisms in developing visual cortex. Curr Top Dev Biol. 2005;69:215–37

20. Timney, D. E. Mitchell, and F. Giffin, "The development of vision in cats after extended periods of dark-rearing," Experimental Brain Research, vol. 31, no. 4, pp. 547–560, 1978.

21. C. Blakemore and D. J. Price, "Effects of dark-rearing on the development of area 18 of the cat's visual cortex," Journal of Physiology, vol. 384, pp. 293–309, 1987.

22. M. Fagiolini, T. Pizzorusso, N. Berardi, L. Domenici, and L. Maffei, "Functional postnatal development of the rat primary visual cortex and the role of visual experience: dark rearing and monocular deprivation," Vision Research, vol. 34, no. 6, pp. 709–720, 1994.

23. Erin Kang, Severine Durand, Jocelyn J. LeBlanc, Takao K. Hensch, Chinfei Chen, Michela Fagiolini. Visual Acuity Development and Plasticity in the Absence of Sensory Experience. J Neurosci. 2013 November 6; 33(45): 17789–17796.

24. T. Cotrufo, A. Viegi, N. Berardi, Y. Bozzi, L. Mascia, and L. Maffei, "Effects of neurotrophins on synaptic protein expression in the visual cortex of dark-reared rats," Journal of Neuroscience, vol. 23, no. 9, pp. 3566–3571, 2003.

25. Allen RJ, Speedwell L, Russell-Eggitt I. Long-term visual outcome after extraction of unilateral congenital cataracts. Eye (Lond). 2010 Jul;24(7):1263–7. doi: 10.1038/eye.2009.295. Epub 2009 Dec 18.

26. Birch,E.E.,Swanson,W.H.,Stager,D.R.,Woody,M.,andEverett,M. (1993). Outcome after very early treatment of dense congenital unilateral cataract. Invest. Ophthalmol. Vis.Sci. 34,3687–3699.

27. Birch,E.E., andStager,D.R. (1996). The critical period for surgical treatment of dense congenital unilateral cataract. Invest.Ophthalmol.Vis.Sci. 37,1532–1538.

28. Maurer D1, Ellemberg D, Lewis TL. Repeated measurements of contrast sensitivity reveal limits to visual plas-

ticity after early binocular deprivation in humans. Neuropsychologia. 2006,44(11):2104-12.

29. Hamm LM, Black J, Dai S, Thompson B. Global processing in amblyopia: a review. Front Psychol. 2014 Jun 17;5:583.

30. Harris CI, Berry D. A developmental model of infantile nystagmus. Semin Ophthalmol. 2006 Apr-Jun;21(2): 63-9.

31. Sidikaro Y, von Noorden GK. Observations in sensory heterotropia. J Pediatr Ophthalmol Strabismus. 1982,19: 12-19.

32. Havertape SA, Cruz OA, Chu FC. Sensory strabismus: eso or exo J Pediatr Ophthalmol Strabismus. 2001,38: 327-330.

33. Ing MR, Pang SW. The racial distribution of strabismus; Proceedings of the 3rd meeting of the International Strabismological Association; 1978; New York: Grune & Stratton; 1978. pp. 107-110.

34. Von Noorden GK, Campos EC. Binocular vision and ocular motility: theory and management. 6th ed. St. Louis: Mosby; 2002. pp. 345-347.

35. Kim IG1, Park JM, Lee SJ. Factors associated with the direction of ocular deviation in sensory horizontal strabismus and unilateral organic ocular problems. Korean J Ophthalmol. 2012 Jun;26(3):199-202.

36. Giaschi,D.,Narasimhan,S.,Solski,A.,Harrison,E.,andWilcox,L.M.(2013).On the typical development of stereopsis: fine and coarse processing. Vision Res. 89, 65-71.

37. Joly O, Frankó E. Neuroimaging of amblyopia and binocular vision: a review. Front Integr Neurosci. 2014 Aug 6;8:62.

38. Kim DH, Kim JH, Kim SJ, Yu YS. Long-term results of bilateral congenital cataract treated with early cataract surgery, aphakic glasses and secondary IOL implantation. Acta Ophthalmol. 2012 May;90(3):231-6.

39. Sketchley M, Cline RA. Unilateral cataracts: is successful amblyopia therapy compatible with binocular vision Am Orthopt J. 2005,55:82-5.

索引